Helmut Schoeck

Der Arzt

zwischen Politik
und Patient

1. Auflage 1983
© Verlag Medical Tribune GmbH, Wiesbaden 1983
Lektorat: Helge K. Braun, Gestaltung: H.P. Schader
Satz und Druck: E.C. Baumann KG, Kulmbach
Bindearbeiten: Georg Gebhardt, Ansbach
ISBN: 3-922264-42-5

Inhaltsverzeichnis

1. Zur geistigen Situation der Gesundheitspolitik

Das Recht auf Hilfe und das Recht auf Risiko . .   9
Eine soziobiologische Hypothese   15
Der Patient mit beschränkter Haftung   19
Die Ganzheitsmedizin und die Grenzen der
Versicherbarkeit des Wohlbefindens   22
Die Angst des Politikers vor der Wahrheit   26

2. Zur politischen Situation der Ärzte

Das Arzt-Patient-Verhältnis ist dem Politiker
unheimlich   31
Für den Politiker ist jeder Kranke ein Sozialfall .   32
Ein Gedankenexperiment: der Buchhändler in der
Lage des Arztes   40

3. Haben Leistungslohn und Leistungseinkommen im Sozialstaat noch etwas verloren?

Was ist Gerechtigkeit   47

4. Die manipulierte Schadenfreude

Die publizistische Verwundbarkeit der Ärzte . . .   54
Der Privatpatient als Ärgernis   56
Die selektive Neidpolitik   60
Der Lohn des Neides fehlt meistens in der Urne .   64

5

5. Grundriß der Anatomie des Neides für die Praxis

Das Phänomen Neid 67
Neid und Kriminalität 70
Das unerörterbare Motiv 72
Urphänomen Neid zwischen Mensch und Marx . 76
Rückblick 82

6. Das Gleichheitsgebot – überstrapaziert und mißverstanden

Das Unvermögen zur Dankbarkeit 85
Die Illusionen der Verteilungsgerechtigkeit
und der Chancengleichheit 87
Weshalb stehen Künstler jenseits des
Gleichheitsgebotes? 94
Schicksalsgleichheit – der unlösbare Widerspruch
im Sozialstaatsdenken 97
Die Gleichheit und das Grundgesetz – ein
Mißverständnis 99

7. Die Besserverdienenden und die Polarisierung der Gesellschaft

Das Modewort Polarisierung 103
Der Legitimierungszwang 108
Unter ganz Gleichen kann keiner Helfer sein . . . 112

8. Der Mythus von der Reformunfähigkeit der gesetzlichen Krankenversicherung

Die Scheu vor der Selbstbeteiligung 117
Die Inhomogenität der Gesundheit 120

9. Der Wahn von der Wiedergutmachungspflicht der „krankmachenden" Gesellschaft

Zur Sozialökonomie der Fitness 132
Die Gesundheit und das Bruttosozialprodukt . 138
Suizidraten als Langzeitindikatoren für die
Gesundheit der Gesellschaft? 140

10. Zivilisatorische Rahmenbedingungen für Fortschritte in der Heilkunde

Fortschritt braucht keine Clairvoyance 145
Wofür jeder Arzt
dem Ascanio Sobrero Dank schuldet 148
Die seltsamen Epochenzwillinge:
Schadstoffangst und Rauschgiftepidemie 150
Der Compliance-Schwund 152

11. Wissenschaftspessimismus und Innovationsangst

Die doppelte Moral der Innovationskritiker . . 157
Arzneimittelfreigabe und das politische Kalkül 162
Zum Problem der Tierversuche 166

12. Feindbild Marktwirtschaft und die Technikfeindlichkeit

Fortschrittsüberdruß der Alleskönner 175
Das Phänomen Geiz und die alternativen
Gesundbeter 176

13. Medizinkritik und die Medien der schönen Seelen

Ivan Illich und sein Publikum 183
Eine Theorie des Placebos 190

14. Die verlorene Menschlichkeit in der modernen Medizin?

Menschlichkeit und Dienst nach Vorschrift . . 195
Ist die Apparatemedizin an allem schuld? . . . 199
Die Psychologisierung des Alltags und der
Rückgang an Menschlichkeit in der Medizin . . 204

1.
Zur geistigen Situation der Gesundheitspolitik

Das Recht auf Hilfe und das Recht auf Risiko

Das Recht auf Hilfe gehört zu den wichtigsten Leistungen, die ein Gemeinwesen entwickeln kann. Und man hat früh in der Geschichte damit begonnen. Jedoch unterscheiden sich bis heute beim Recht auf bestimmte Hilfen die einzelnen Staaten auf der Erde immer noch sehr deutlich, auch solche, die sich in anderer Hinsicht bereits weitgehend ähnlich geworden sind.

Im allgemeinen hat sich aber das Recht auf Hilfe für den einzelnen Menschen im Lauf der letzten Jahrzehnte in den westlichen Demokratien auf immer weitere Gebiete und auf zusätzliche Lebenslagen ausgedehnt. Gesetzliche Versicherungssysteme, Fortbildungs- und Umschulungshilfen, Sozialhilfe – all das ist ein kaum mehr überschaubares Geflecht von Leistungen geworden. Gerade auf manchen ihrer traditionellen Wirkungsgebiete haben sich deshalb auch die freiwilligen karitativen Organisationen in den letzten Jahren durch diese Entwicklung eines immer umfassenderen und lückenloseren Rechts auf Hilfe gegenüber öffentlichen staatlichen Einrichtungen bereits bedroht gesehen. Sie glaubten sich wohl nicht ganz grundlos in ihrer

Bedeutung als Anbieter von freiwilligen Hilfeleistungen in Frage gestellt. Man denke z. B. an konfessionelle Kindergärten oder die Krankenhäuser karitativer Organisationen.

Für das Problem, auf das ich aufmerksam machen möchte, spielt es aber zunächst keine Rolle, ob hinter der Hilfe, die für einen Menschen in einer bedrohlichen oder schwierigen Lage in Erscheinung tritt, eine staatliche oder eine nicht staatliche Organisation steht. Ein Recht auf Hilfe in jeder nur erdenklichen Lebenslage setzt heute der Mensch viel selbstverständlicher voraus als je zuvor in seiner Geschichte. Man irrt sich nämlich total, wenn man glaubt, bei sämtlichen Naturvölkern etwa habe es ein allgemeines und selbstverständliches Recht auf Hilfe, ohne in Aussicht gestellte Gegenleistung gegeben. Und auch in der früheren Neuzeit kannten die Gemeinden in den westlichen Ländern bei weitem kein so allgemeines Recht auf Hilfe wie es in den letzten hundert Jahren immer selbstverständlicher geworden ist. Schließlich sind ja auch die ersten Systeme von Unfall- und Hinterbliebenenversicherung aus den rein privaten Experimenten und Gründungen einzelner Berufsstände hervorgegangen. Solche Versicherungen sind nirgends zuerst im Kopf der Obrigkeit entsprungen.

Das Anspruchsdenken des einzelnen Menschen beim Recht auf Hilfe ist also mit Sicherheit noch nie so ausgeprägt gewesen wie heute, und er denkt in der Regel nicht viel darüber nach, ob die jeweilige Hilfe aus Steuermitteln oder aus freiwilligen Spenden finanziert wird. Es ist nun eine bedauerliche, allem Anschein nach unvermeidliche Folge des sich stetig ausdehnenden öffentlichen Versorgungsapparates für die verschiedenen Bedürfnisse des einzelnen, daß manche Menschen sich heute bei einer durch ihre bedenkenlose Risikofreudigkeit entstandenen Hilfsbedürftigkeit fast nie mehr Rechenschaft darüber geben, ob sie eine Solidargemeinschaft gesetzlich verpflichteter Beitrags- und Steuerzahler belasten, oder ob sie die begrenzteren und weitaus weniger leicht vergrößerbaren Mittel einer freiwilligen Hilfsorganisation beanspruchen.

Deshalb ist es an der Zeit, über das neuartige „Recht auf Risiko" nachzudenken, das heute immer selbstverständlicher, immer eigensinniger und unbekümmerter von vielen Menschen vorausgesetzt und ausgeübt wird – und zwar vor allem deshalb, weil sie sich letzten Endes auf das ältere und ehrwürdigere, immer großzügiger gewährte Recht auf Hilfe verlassen können.

In jüngster Zeit hat man im Zusammenhang mit der Kostensteigerung der Krankenversicherung endlich die Frage aufgeworfen, ob denn das Recht des einzelnen auf bestimmte überhöhte Krankheitsrisiken auch für alle Zukunft unantastbar bleiben muß, ob es wirklich keinen Weg gibt, vernünftige, risikomindernde Verhaltensweisen zumindest über abgestufte Änderungen der Beitragssätze zu belohnen.

Das seltsame Recht auf Risiko äußert sich aber nicht nur, bei gleichzeitig uneingeschränktem Recht auf Hilfe, in bestimmten Ernährungsgewohnheiten und im Genußmittelverbrauch, sondern oft viel dramatischer im Recht, jedes nur erdenkliche Risiko im Sport oder auf Reisen in extreme Klimazonen einzugehen. Wie überzeugt viele Bürger von ihrem Recht auf Risiko sind, zeigt sich besonders deutlich, wenn es um das Für und Wider bei bestimmten Sicherheitsvorkehrungen geht. In unzähligen Bereichen, in der Arbeitswelt wie in der Freizeit, verzichten viele nur allzugern auf die an sich erforderlichen, sinnvollen und allgemein bekannten Maßnahmen, Geräte oder Körperschutzmittel, die zur Verringerung von Unfallfolgen vorgesehen, ja oft sogar ausdrücklich vorgeschrieben sind. Die Unterlassungen, durch die ein Sport, ein Arbeitsplatz, ein Verkehrsmittel gefährlicher werden als es eigentlich sein müßte, sind so beliebt, so häufig und die Ausreden selbst in ganz verschiedenen Ländern sind sich so ähnlich, daß wir es hierbei sehr wahrscheinlich mit einem eigentümlichen Grundzug in der menschlichen Natur zu tun haben.

In jedem Alter, von Kindheit an, wird das Risiko, wird die Gefahr, der man gerade noch entkommen kann, gesucht. Nur der Mensch möchte andere Menschen mit seiner Unbekümmertheit, seiner Waghalsigkeit angesichts eines Risikos beeindrucken. Wenn irgendwo zwei Rehböcke mit einem Auto zusammenstoßen, können wir sicher sein, daß sie es nicht getan haben, weil sie einander herausforderten, einmal auszuprobieren, wer von beiden am knappsten vor dem herannahenden Auto noch über die Straße zu setzen wagt. Kinder hingegen, das zeigte vor einigen Jahren eine umfangreiche Untersuchung in Großbritannien der selbsterfundenen Spiele von Kindern, lassen sich genau auf diese haarsträubende Mutprobe ein.

Wenn ich auffordere, über das eigenartige Recht auf Risiko nachzudenken, das dem Recht auf Hilfe künftig immer mehr in die Quere kommen wird, dann geschieht das keineswegs in der Absicht, den mutlosen, den risikoscheuen Stubenhocker als Leitbild vorzustellen. Selbstverständlich soll man froh sein über jeden Mitbürger, der mehr echten Mut aufbringt als der Durchschnitt. Unser ganzes Leben ist von Wagnissen und Gefährdungen durchzogen. Jeder von uns ist auf Mitmenschen angewiesen, die im Notfall mutiger handeln, als wir selber es vermutlich täten. Wir sind auf Menschen angewiesen, die in schwierigen Situationen tun, was erforderlich ist, und denen dabei oft gar nicht heldisch zumute ist. Jeder Fahrer und Begleiter eines Krankenwagens, der bei Rot über eine Kreuzung braust und sich nur darauf verlassen kann, daß alle im Querverkehr Nahenden seine Signale richtig verstehen, hat eine Pflicht zum Risiko, das dem normalen Verkehrsteilnehmer glücklicherweise erspart bleibt. Nicht anders ist es beim Personal der Rettungshubschrauber.

Mit dem heute oft mißbrauchten oder jedenfalls mißverstandenen Recht auf Risiko meine ich vielmehr die schlechte Gewohnheit, die Unsitte, den eigenen Mut, oder was man dafür hält, täglich unter Beweis stellen zu wollen, indem man bei alltäglichen Handlungen, in Beruf und Freizeit, auf zweckmäßige und zumutbare Sicherheitsvorkehrungen verzichtet, und zwar hauptsächlich aus Sorge, man könne von der Umgebung für ängstlich gehalten werden.

Belegschaftsmitglieder in einem Werk, in einem Laboratorium, wo beispielsweise Schutzbrillen oder Helme vorgeschrieben sind, beeinflussen sich, unausgesprochen, offenbar immer wieder so, daß die Schutzkleidung nicht oder nicht regelmäßig angelegt wird. Es gibt auch aufschlußreiche Untersuchungen über das Verhalten von Krankenhauspersonal beim Betreten und Verlassen der Infektionsabteilung: je höher der Rang des Betreffenden in der heilberuflichen Hierarchie, desto größer seine Neigung, sich kühn und mutig über die Vorschriften hinwegzusetzen, mit der Einstellung etwa: *„Seht doch, wer ich bin, mir kann keine Bakterie, kein Virus etwas anhaben!"* Eine medizinsoziologische Untersuchung, aus der das hervorgeht, wurde bereits vor ungefähr 25 Jahren in den USA veröffentlicht. Nach meinen Beobachtungen und Befragungen hat sich seither wenig oder nichts daran geändert. Aber ein derartiges Risikoverhalten der Höherrangigen verleitet dann, in Form eines irrationalen Vorbildes, auch die jüngeren Dienstgrade im Krankenhaus dazu, sich auf unvernünftige Weise waghalsig zu zeigen. Auch die Medizinstudenten in den ersten Semestern, heute wie vor einem halben Jahrhundert, glauben, es werde von ihnen unausgesprochen erwartet, ohne Gummihandschuhe im Anatomiekurs am Kadaver zu arbeiten. Hier wirken die gleichen Gruppenzwänge, hier liegt das gleiche Unterlassen vor wie beim Nichtaufsetzen des Sturzhelms bei manchen Sportarten. Wir müssen aber zwei verschiedene Arten von risikoreichem Fehlverhalten unterscheiden. Sie können leicht verwechselt werden und zu falschen Schlußfolgerungen führen.

Wer beispielsweise in Turnschuhen auf eine Hochgebirgswanderung geht und verunglückt, oder wer in seinem Auto mit profillosen Reifen ums Leben kommt, leistet sich ein unentschuldbares Fehlverhalten, das aber auf den ersten Blick leichter zu verstehen ist als die häufige Mißachtung von risikoverringernden Hilfsmitteln und Zusatzausrüstungen. Nicht der Mann im Auto mit völlig abgefahrenen Reifen oder der Bergsteiger in Tennisschuhen ist das Erstaunliche, sondern der hervorragend und kostspielig ausgerüstete Skifahrer, der in der Lawine erstickt, weil er um nichts in der Welt dazu bereit war, die roten Lawinenschnüre am Handgelenk zu tragen, die er, wenn er die Lawine kommen sieht, noch 20 Meter weit von sich werfen könnte. Dieser Verzicht auf Lawinenschnüre hat ähnliche Beweggründe wie sie vor vielen Jahren die über der Nordsee eingesetzten Flieger der Luftwaffe hatten, als sie sich anfänglich dagegen wehrten, daß ihre Schwimmwesten gelborange, wie die Regenmäntel der Schulanfänger, gefärbt werden.

Nun sind ja für die meisten Menschen Lawinenschnüre, Sturzhelme und Schwimmwesten nur sehr selten oder nie von Bedeutung. Es gibt aber einen Ausrüstungsgegenstand, über dessen Verwendung oder Nichtverwendung praktisch jeder täglich entscheidet. Es ist eine Sicherheitsvorkehrung im Alltag, bei der ein großer Teil der Bevölkerung auf das Recht auf Risiko pochen möchte. Es handelt sich um den Sicherheitsgurt im Auto.

Vor fast 30 Jahren fing es mit dem Gurt in Amerika an. Mitte der 50er Jahre begann in den USA die Werbung sicherheitsbe-

wußter Organisationen und auch der Autoindustrie für das Gurt-
einbauen und Gurtanlegen. Ich lebte damals in den Vereinigten
Staaten und beobachtete, wie wenig Erfolg alle diese Bemühungen hatten. Seit jener Zeit verfolge ich das sozialpsychologische
Problem, weshalb viele Menschen eine unaustreibbare, eine un-
ausrottbare Abneigung gegen verhältnismäßig einfache und er-
schwingliche Vorkehrungen haben, die große, unter Umständen
entscheidende Risikofaktoren aus unserem Leben entfernen können. In den 50er Jahren, als man zum erstenmal die Wahl hatte,
mit oder ohne Gurt zu fahren, stellte ich bei meinen Studenten
und in meiner Umgebung in Amerika Befragungen an, und die
Antwort lief stets auf eine Grundaussage hinaus: Für wen würde
man mich halten, wenn ich so ein Ding im Wagen hätte oder es gar
noch benutzen würde? Nun, für wen wohl? Für einen Menschen
jedenfalls, der seinen Fahrkünsten nicht traut, der keinem Risiko
in Auge zu schauen wagt.

Heute, bald 30 Jahre nach der Einführung des Sicherheitsgurts
im Automobil, teilen sich die motorisierten Bevölkerungen aller
Länder immer noch ähnlich entschieden in zwei Lager: in die
Gurtanleger und die Nichtgurtanleger, ähnlich übrigens wie sich
die Bevölkerungen in die zwei Lager der Raucher und Nichtraucher spalten. Untersuchungen, die der Frage nachgingen, wie es
eigentlich zur Kategorie der Raucher und Nichtraucher in einer
Bevölkerung kommt, haben Motive zutage gebracht, die denen
sehr ähnlich sind, die uns entweder zu Gurtbenutzern oder Gurt-
feinden machen. Es wäre lohnend, einmal festzustellen, ob und
inwieweit die Mißachtung des Gurts im Auto innerhalb des rau-
chenden Bevölkerungsteils häufiger anzutreffen ist als innerhalb
der nichtrauchenden Bevölkerung, wobei man nur dieselben Altersgruppen vergleichen dürfte. Jedenfalls spricht manches dafür,
daß die psychologischen Ausgangspunkte für alle Bemühungen,
die Heranwachsenden gleichzeitig zu Nichtrauchern und zu
Gurtbenutzern zu erziehen, dieselben sein könnten.

Das vermeintliche Recht auf Risiko im Alltag ist denkbar gut
zu untersuchen bei den Bemühungen, den Sicherheitsgurt im
Auto zur Pflicht zu machen. In der Bundesrepublik bekommen es
Gurtverächter nach erlittenem Unfall mit ihrer Versicherung zu
tun, die ihnen ein Mitverschulden an den Folgen vorrechnen
kann. Auffallend ist, wie erzürnt manche Gurt-Gegner auf jeden

14

Zweifel an ihrem Recht auf Risiko reagieren – so als ob man ihnen ein Grundrecht streitig machen wollte.

Als der Automobilredakteur einer überregionalen Tageszeitung vor ein paar Jahren die Mißachtung der Anschnallpflicht eine Todsünde nannte, kamen zahlreiche wütende Leserbriefe. In einem dieser Briefe, von einem Diplom-Ingenieur und vereidigten Sachverständigen für das Kraftfahrzeugwesen, hieß es: *„Wie steht es denn mit meiner persönlichen Freiheit? Darin ist mir nach dem Grundgesetz Freiheit zugesichert. Wo aber ist die Sicherheit eines Dritten gefährdet, wenn ich etwas unterlasse, was nur mir – gegen körperlichen Schaden – nutzen könnte? Wen geht meine eigene Sicherheit überhaupt etwas an?"*

Mir scheint, das neuartige Recht auf Risiko kam selten so unverhüllt und eigensinnig zum Ausdruck wie in diesem Leserbrief. Sein Schreiber will nicht sehen, daß sein beanspruchtes Recht auf Risiko unter anderem all die etwas angeht, die unter Umständen das Recht auf Hilfe, das er und seine Angehörigen haben, befriedigen müssen – und das schließt auch das Personal des Rettungswagens oder Rettungshubschraubers ein. Dieses Personal muß aber seinerseits Risiken im Verkehr oder beim Flug eingehen, die der betreffende Gurtverächter für die anderen erzeugt hat.

Wie ängstlich viele von uns dieses merkwürdige Recht auf Risiko beim Mitbürger achten, zeigt oft auch das Verhalten derjenigen, die sich in der Regel, wenn sie allein sind, angurten. Statt als Vorbild wirken zu wollen, statt sich um die Unfallverhütung verdient zu machen, unterlassen sie das Angurten fast immer, wenn sie einen Mitfahrer haben, von dem sie wissen oder vermuten, daß er ein Gurtverächter ist. Kein Berufsfahrer, der seinen Chef, und kein jüngerer Mitarbeiter, der gelegentlich seinen Vorgesetzten auf dem Beifahrersitz hat, wird es wagen, selbst den Gurt anzulegen, wenn es der Ältere nicht tut. In solchen Fällen hat das Recht auf Risiko sogar eine ausgesprochen unsoziale Komponente.

Eine soziobiologische Hypothese

Weshalb ist die Abneigung gegen Sicherheitsvorkehrungen jeder Art so schwer abzubauen? Weshalb bewirkt Aufklärung so wenig? Aufgrund kulturvergleichender Beobachtungen halte ich es für sehr wahrscheinlich, daß sich hinter der allgemeinen Abneigung gegen Sicherheitsvorkehrungen, gegen wirksame Unfallverhütungsmittel die Reste eines tiefverwurzelten, uralten allgemein menschlichen Aberglaubens verbergen. Untersuchungen des Aberglaubens, der Verhaltensweisen, der Tabus bei zahlreichen Naturvölkern haben nämlich gezeigt, daß im Menschen, von seinen Anfängen her, die Angst wohnt, er könne irgendein Unglück, ein Unheil, einen Schaden auf sich ziehen, wenn er allzu offensichtlich Vorkehrungen dagegen trifft.

Auch dieses Gefühl, gegen das sich die wenigsten von uns wehren können, und lauere es auch nur in unserem Unbewußtsein, muß realistisch einkalkuliert werden, wenn eine Aufklärungs- und Überredungskampagne geplant wird, um die Bevölkerung sicherheitsbewußter und vorkehrungswilliger zu machen.

Es gibt in der menschlichen Natur eine tiefverwurzelte und für manche fast unüberwindbare Scheu, bestimmte Sicherheitsvorkehrungen, bestimmte Unfallverhütungsmaßnahmen zu treffen. Und diese Abneigung scheint um so stärker, je offenkundiger, je sichtbarer für die Umgebung des betreffenden Menschen diese Maßnahmen zur Gefahrenminderung sind. Der Verzicht auf den Gurt im Auto, auf den Sturzhelm, auf die Lawinenschnüre, auf Schutzhelme oder Schutzbrillen im Betrieb, auf Gummihandschuhe im Labor, in der Klinik, auf Schutzkleidung in der Infektionsabteilung des Krankenhauses – all diese Unterlassungen müssen aber zusätzlich zur bereits erwähnten Wurzel im Aberglauben noch einen gemeinsamen, bisher nicht entschlüsselten Nenner haben. Ich jedenfalls bin nicht bereit, die übliche Erklärung zu akzeptieren, die man oft hört: daß nämlich der Gurt im Wagen oder die Schutzbrille im Labor, an der Werkbank für den, der sie benutzen sollte, in der Regel zu lästig, zu störend sei, seine Bewegungsfreiheit oder seine Sicht einenge oder was immer auch an fadenscheinigen Begründungen für die Vermeidung einer Vorkehrung geltend gemacht wird.

Die angebliche Lästigkeit, die Umständlichkeit, der Zeitaufwand für die jeweilige Vorkehrung ist vielmehr selbst Teil der Abwehrhaltung, die hinter dieser Mißachtung von Sicherheit, von Risikominderung steht. Und es fällt auch schwer, an das

16

Argument der angeblichen Lästigkeit, des Zeitverlusts zu glauben, wenn man beim Gurtvermeider beobachten kann, wieviel Umständlichkeit und wieviel Zeit er beispielsweise aufbringt, um sich seine Pfeife zu stopfen, seine Zigarette selbst zu drehen oder seinen Bleistift liebevoll zu spitzen, statt einen Kugelschreiber zu verwenden. Jeder von uns hat die eine oder andere Gewohnheit, die er liebevoll und zeitraubend pflegt. Und ausgerechnet beim Anlegen von Sicherheitsbekleidung oder beim Anschnallen soll diese Zeit nicht verfügbar sein? Die angebliche Lästigkeit, die fehlende Zeit wird nur vorgeschoben, um sich mit gutem Gewissen den Sicherheitsvorkehrungen entziehen zu können. Und somit bleibt die Frage, weshalb so gut wie alle Erdenbewohner, alle Menschen in den verschiedenen Kulturen, zu den verschiedenen Zeiten ihrer Geschichte das dringende Bedürfnis haben, irgendwelchen Gefahren, irgendwelchen drohenden Risiken gegenüber als völlig unbekümmert, als trotzig zu erscheinen und dies für möglichst viele Menschen in ihrer Umgebung durch auffällige Unterlassung an sich möglicher, ärztlich und technisch vielleicht sogar gebotener Maßnahmen kundzutun?

Wenn man beim Menschen eine allgemeine Verhaltensweise beobachtet, einen Hang, etwas Fahrlässiges oder Unsinniges zu tun, das eigentlich nicht mehr zu seiner heutigen Umwelt, zu seinen heutigen täglichen Aufgaben paßt, dann fragt sich der Verhaltensforscher stets, ob es vielleicht einst, in der frühen Stammesgeschichte des Menschen, einen guten Grund gegeben haben könnte, genau das zu tun, was heute so irrational, so leichtsinnig, so unzweckmäßig erscheint. Könnte die heute von uns beanstandete, aber jeder Aufklärung, jeder Erziehung trotzende Verhaltensweise ursprünglich für denjenigen, der sie besonders regelmäßig zeigte, einen Vorteil beim Kampf ums Dasein, beim Überleben geboten haben, so daß jeder, der diese Verhaltensweise entwickelte, größere Chancen hatte, sich fortzupflanzen? Das ist, sehr vereinfacht, die Fragestellung der Soziobiologie. Meine Vermutung ist nun die folgende:

Im weitaus größten Teil der bisherigen Geschichte des Menschen war es zumindest für die Männer von Vorteil, mutiger, kühner, wagemutiger zu erscheinen, als sie es tatsächlich waren – denn auf diese Weise hielten sie ihre Gegner in Schach – aktuelle und potentielle Feinde. Es schadete nie, sozusagen auf Vorrat

17

Proben seines Mutes abzulegen. Um so eher wurde man in Ruhe gelassen, um so eher wurde man nicht von hinten angegriffen, um so mehr wurde man aber auch begreiflicherweise von Frauen bewundert und als Gatte gewählt. All das war also biologisch, für die Fortpflanzungschancen des betreffenden Individuums, genauer gesagt, der in ihm vorhandenen Gene, günstig. Und deshalb setzte sich im Menschen im Laufe seiner Stammesgeschichte der Trieb fest, im Zweifelsfall eine größere Risikobereitschaft zu zeigen, als erforderlich ist.

Wir müssen allerdings auch zwischen echtem, lagebedingtem Mut zu einer konkreten Aufgabe und der bloßen Scheu vor Sicherheitsmaßnahmen unterscheiden. Wer heute die vorhin genannten Unfallverhütungs- oder Unfallfolgenminderungs-Handlungen unterläßt, ist ja keineswegs in allen Lebenslagen ein Held. Es ist vielmehr eher so, daß er in übertriebenem Maße an der Angst leidet, er könne durch die peinliche Beachtung von Sicherheitsvorschriften als Feigling erscheinen. Den Vorrat an wirklichem Mut in einem Menschen können wir ohnehin nur feststellen, wenn wir ein Handeln von ihm beobachten oder rekonstruieren können, das er ohne Zeugen und in freier Entscheidung tätigte. Und das ist selten möglich.

Das Problem besteht also darin, daß der Mensch immer noch in sich einen Drang spürt, seine Gleichgültigkeit gegenüber denkbaren Risiken auffällig zu dokumentieren, obwohl dieses Motiv beim Stand der heutigen Technik zwecklos geworden ist. Kein Militärpilot kann dem Feind gegenüber seinen überragenden Mut signalisieren, indem er etwa vor dem Start von seiner Checkliste ein Drittel der Punkte wegläßt. Der Ritter hingegen, der vor einem halben Jahrtausend vielleicht mit offenem Visier oder ohne Schild auf seinen Gegner zugaloppierte, konnte diesen unter Umständen damit bereits zur Flucht bewegen. Unsere Aufklärungsbemühungen müßten also das Ziel haben, den heutigen Normalbürger davon zu überzeugen, daß er sich selbst eher als Düsenpilot denn als Ritter vorzustellen hat, wenn er sich ins Auto setzt oder eine Arbeit beginnt, die eine Schutzbrille verlangt.

Um welches Unfallrisiko es sich auch handeln mag, wer seine Mitmenschen zum Befolgen von Sicherheitsmaßnahmen bewegen möchte, die für andere in der Umgebung des Risikoträgers sichtbar sind, muß wissen, daß der Appell an den Verstand und

18

Eigennutz des Betreffenden nicht genügt. Die eigentliche Aufgabe ist es, beim Anzusprechenden, beim zu Überzeugenden die uneingestandene Angst vor dem Spott, vor der Mißbilligung all jener aufzuheben, die ihr vermeintliches Recht auf Risiko in vollen Zügen genießen und sich das gute Gewissen dabei nicht durch das Vorbild solcher trüben lassen möchten, die risikobewußt und verantwortungsvoll Vorkehrungen treffen, selbst wenn diese unheldenhaft aussehen.

Die Sozialgesetzgebung und große Teile der veröffentlichten Meinung spalten das Recht auf Risiko und das Recht auf Hilfe in einer merkwürdigen Weise auf. Das Recht auf persönliches körperliches Risiko, das Recht des Individuums, sich auch auf denkbar gefährliche oder gesundheitsschädliche Weise *„selbst zu verwirklichen"*, seinen Spaß zu haben, wann, wo und wie auch immer, dieses Recht ist fortlaufend größer geworden – und zwar vor allem auch für sehr junge Menschen, für Kinder und Jugendliche. Gleichzeitig hat sich aber für die gleichen Personengruppen ein neues Recht auf Risikolosigkeit, auf extreme Rücksichtnahme auf ihre Schon- und Hilfsbedürftigkeit ausgebreitet.

Der Patient mit beschränkter Haftung

In der gesellschaftlichen Entwicklung der letzten Jahre ist ein Widerspruch festzustellen. Einerseits suchten die Gesetzgeber das Prinzip der Haftung immer weiter auszudehnen. Als Arzt oder Rechtsanwalt, als Architekt, als Produzent irgendwelcher Güter, aber auch als privater Teilnehmer am Verkehr mit Kraftfahrzeugen ist jeder Mensch individuell immer mehr einer Haftpflicht unterworfen worden, die sich ständig weiter verästelt und auch dort zugreift, wo der einzelne objektiv nicht wissen konnte, welcher Fehler unter seinem Namen geschah. Die amerikanische Gesetzgebung und Rechtsprechung ist hier besonders weit gegangen, aber die europäischen Länder folgten: Der Inhaber oder Manager, z. B. einer Spielzeugfabrik, ist für das durch Unaufmerksamkeit eines seiner Angestellten an einem Spielzeug entstandene Unfallrisiko so haftbar, als ob er buchstäblich hinter jedem seiner Angestellten gestanden hätte.

Der Bundesgerichtshof hat 1980 ein erstaunliches Urteil verkündet, dessen Folgen noch gar nicht ausgelotet sind. Wenn eine Sterilisation mißlungen ist, und ein Kind die Familienplanung der Eltern durchkreuzt, müssen Arzt und Krankenhaus Schadenersatz zahlen. Ob die Bundesrichter der Familienplanung damit einen Dienst erwiesen haben, scheint mir indes zweifelhaft.

Bei Mann und Frau kann die Sterilisation nämlich auch so vorgenommen werden, daß später durch einen zweiten Eingriff die Möglichkeit der Zeugung oder Empfängnis wiederherstellbar ist – sofern man Glück hat. Sicher ist nichts. Jeder Mensch hat eine andere Anatomie, und die Natur ist launisch.

Immer mehr junge Frauen und Männer werden auf den Gedanken kommen, sich zunächst zwecks vermeintlich perfekter Kinderverhütung operativ sterilisieren zu lassen. Zugleich werden sie aber verlangen, daß ihnen alle Optionen für spätere Fruchtbarkeit erhalten bleiben. Läßt sich der Arzt auf diesen Wunsch ein, riskiert er nach der neuen Rechtslage seine Existenz. Je gründlicher er nämlich das Ziel anstrebt, nicht zum Zahlvater ungeplanter Kinder zu werden, desto weniger kann er die Gewähr dafür übernehmen, daß sich die Sterilisation wieder erfolgreich aufheben läßt. Sein Handeln wird sich immer irgendwie als fehlerhaft dartun lassen. Und die Frage ist nur, wie groß am Ende der Bundesgerichtshof den Schadenersatz dafür festsetzen wird, daß sich eine Sterilisation nicht mehr aufheben läßt.

Die Richter in Karlsruhe hatten zwar nur echte Kunstfehler bei der Sterilisation von Frauen im Auge. Doch die Grauzone zwischen schuldhaftem Kunstfehler und Tücke der Natur ist groß. Sie wird künftig fast immer zu Lasten von Arzt und Krankenhaus ausgelegt werden.

Karlsruhe hat dafür ein finanzielles Richtmaß genannt: die Alimente für nichteheliche Kinder bis zum 18. Lebensjahr. Je nach Alter des Kindes sind es derzeit um die 200 bis 300 Mark im Monat. Selbst wenn es dabei bliebe, müßte der Arzt für jedes Kind, das an seiner Kunst vorbei das Licht der Welt erblickt, mit etwa 60 000 Mark Schadenersatz rechnen.

Wächst sich das Kind aber nach dem 18. Geburtstag zum ewigen Selbstverwirklicher an Hochschulen aus, wird es noch viel teurer. Es gibt Gerichtsurteile, die Eltern zur Finanzierung von zwei oder drei Berufsausbildungen und Studien ihrer Sprößlinge verdonnert haben. Mit dem richtigen Anwalt kann man sich also mindestens bis Mitte Dreißig auf Kosten anderer rein geistigen und brotlosen Dingen widmen.

Ist ein Arzt der Schadenersatz-Vater, so werden auch diese Kosten auf ihn zukommen. Die mißglückte Sterilisation kann ihn pro Kind also bis zu einer Viertelmillion Mark kosten.

Jeder Mediziner wird es sich also künftig sehr gut überlegen, ob er einer gesunden jungen Frau, einem gesunden jungen Mann, die Schwangerschaftsverhütung per Operation leistet.

Offensichtlich führt eine solche Entwicklung in der Gesetzgebung und Rechtsprechung am Ende in eine Sackgasse. Fest steht bereits, daß diese Art von totaler Haftpflicht in den Vereinigten Staaten bereits dazu geführt hat, daß manche Patienten manche Operationen nicht mehr ausgeführt bekommen können, weil sich mehr und mehr Ärzte die entsprechende Haftpflichtversicherungsprämie nicht mehr leisten können. Andererseits aber hat sich zur selben Zeit bei den Gesetzgebern die Abneigung immer mehr verfestigt, dem einzelnen Menschen überhaupt noch irgendeine Verantwortung, eine *„Haftung"* für seine eigene Gesundheit oder Unfallfreiheit aufzuerlegen. Und sei es nur eine minimale symbolische finanzielle Haftung bzw. eine lediglich vorübergehende, indem man ihm zumutet, die Kosten seiner Therapie zur Kenntnis zu nehmen und bis zu einem durchaus erträglichen Umfang selbst zu bezahlen, ehe sie ab einer bestimmten Höhe erstattet werden.

Die Gesetzgeber haben für dieselben Menschen, im konkreten Fall oft nur ein und dasselbe Individuum, zwei völlig entgegengesetzte, einander im Grunde ausschließende Auffassungen von Verantwortung und Haftpflicht, je nachdem, ob der einzelne sich selbst oder andere schädigt. Ist er, aus welchen Gründen auch immer, die Ursache eines Schadens bei anderen, muß er zahlen und büßen. Ist er aber, oft unter weitaus größerem Gebrauch seiner Willensfreiheit, die Ursache eines Schadens an seinem eigenen Körper, so drängt ihm der Gesetzgeber den totalen Freispruch von vornherein auf, ja räumt sogar jeden nur erdenklichen Anreiz aus dem Wege, der wenigstens in Zukunft den einzelnen Menschen veranlassen könnte, sich selbst gegenüber verantwortungsvoller zu handeln.

Die Ganzheitsmedizin
und die Grenzen der Versicherbarkeit
des Wohlbefindens

Eine Beschränkung der gesetzlichen Krankenversicherung auf einen harten Kern von versicherbaren Risiken, auf Krankheiten und Unfallfolgen, die sich gut vom Zustand der Gesundheit abgrenzen lassen, wurde in den letzten Jahrzehnten allerdings auch zunehmend schwerer infolge einer Entwicklung in der Medizin, die an sich fällig und wissenschaftlich überzeugend war: nämlich die Auffassung von Gesundheit bzw. Krankheit jeweils als ineinander verflochtene seelisch-körperliche Prozesse, also die psychosomatischen Krankheitstheorien. Sie haben manche pathologischen Zustände und Befunde besser erklärbar, erkennbar und in manchen Fällen besser behandelbar gemacht. Diese zunehmende Berücksichtigung der seelisch-körperlichen Zusammenhänge hat aber auch die Ansprüche in der Bevölkerung auf unentwegte therapeutische Bemühungen um ein bei jedem Menschen vermeintlich erzielbares und ihm zustehendes Wohlbefinden erhöht. Man ist nicht mehr damit zufrieden, daß alle vernünftigerweise in Frage kommenden Tests nach Abklingen eines akuten Zustandes negativ geworden sind, sondern man erwartet auch, ganz im Sinne der psychosomatischen Theorie, daß man sich blendend fühlt, ganz gleich, was man schon wieder alles tut oder unterläßt.

Die Weltgesundheitsorganisation definiert Gesundheit als *„Zustand vollkommenen körperlichen, geistigen und sozialen Wohlbefindens"*, der nicht allein durch *„das Fehlen von Krankheiten und Gebrechen"* festlegbar sei. Das beim einzelnen Menschen erreichbare Höchstmaß dieser, so uneingrenzbar weit gefaßten Gesundheit, erklärte die Weltgesundheitsorganisation aber auch zu einem Grundrecht. Ein derartiger Gesundheitsbegriff verhindert aber, und das war wohl auch die Absicht, daß solche Handlungs- und Ermessensspielräume des einzelnen Menschen überhaupt noch deutlich sichtbar werden, die eine Hauptursache für jede Unvollkommenheit der Gesundheit beim einzelnen und, additiv, bei der Bevölkerung sind.

Die meisten dieser Handlungs- und Unterlassungsspielräume beim Individuum sind natürlich in einer westlichen Gesellschaft unantastbar geworden. Es gibt zum Beispiel keine Pflicht, sich irgendeiner Immunisierung zu unterziehen, man hat das Recht auf jede Art von Sport in jedem Lebensalter, jeder kann sich eine Tropenreise von der Stange kaufen, während er vor vierzig Jahren zunächst auf Tropentauglichkeit untersucht worden wäre, obwohl damals seine Anreise sich schonenderweise über viele Wochen erstreckte. Die für unsere Gesundheit belangvollen Handlungsspielräume hängen oft auch mit sozialen Wandlungsvorgängen zusammen, die selber wieder als Fortschritt gelten. So zum Beispiel die Senkung des Volljährigkeitsalters von 21 auf 18, der Ferntourismus für jedermann, die anfängliche Krankmeldung ohne ärztliche Krankschreibung. Der politischen, der gesetzgeberischen Einflußnahme auf den Gesundheitsgrad des einzelnen und ganzer Bevölkerungsteile sind allein schon aus diesem Grund enge Grenzen gesetzt. Politisch erzielbar sind vermutlich überhaupt nur gewisse Verbesserungen bei der Milderung und beim Abbau bestimmter Krankheits- und Unfallfolgen, nicht aber utopische Vollkommenheitsgrade von Individual- und *„Volksgesundheit"*.

Ausgeblieben ist leider bei vielen Menschen die Einsicht, daß jeder zunächst einmal für das psychosomatische Optimum bei sich selbst sehr viel tun kann.

Die Beliebtheit eines ungemein weit gefaßten Gesundheitsbegriffes in der heutigen Medizin wird aber immer mehr zum Finanzierungsproblem der Krankenversicherung, weil nach streng psychosomatischer Definition die Inanspruchnahme irgendwelcher und auch der kostspieligsten medizinischen Leistung fast immer begründbar erscheint. Wem kann man beispielsweise die Behauptung widerlegen, sein Appetit und sein Selbstgefühl seien mit einem metallkeramischen Zahnersatz besser als mit einem aus Kunststoff? Je dehnbarer die Grenze zwischen Gesundheit und Nichtgesundheit, desto unkalkulierbarer wird die Schätzung, wieviel es am Ende eigentlich noch kosten wird und kosten darf, um wirklich gesund zu sein. Bei vielen Zuständen oder Optimierungen von Zahnprothesen kann im Grund nur jeder Mensch für sich selbst entscheiden, ob er mit dem Erreichten zufrieden ist und damit leben kann. Aus diesem Grund muß er aber auch die

Entscheidung zugeschoben erhalten, wieviel ihm die Grenzkosten eines jeden zusätzlichen Quentchens an vermeintlich bei ihm noch produzierbarer Gesundheit, angesichts anderer wünschenswerter Dinge, wert sind. Dazu gibt es kein anderes Verfahren, als die regelmäßige Kenntnisnahme der Kosten medizinischer Leistungen im Einzelfall und eine, wie immer auch gestaffelte und sozial gemilderte Beteiligung an ihrer Bezahlung.

Gerade weil die Gesundheit des einzelnen Menschen für ihn, aus seiner persönlichen Sicht, aber auch für den Arzt, der ihn behandelt, und für die theoretische Medizin eine Ganzheit darstellt, gerade deshalb ist es falsch, so zu tun, als ob eine möglichst bundeseinheitliche, nivellierte und standardisierte gesetzliche Krankenversicherung für die Gesundheit der Bevölkerung das Beste sei. Die berechtigte und sehr sinnvolle Vorstellung von Gesundheit als einem geschlossenen System auf der Ebene des einzelnen Menschen verliert nämlich jeden Sinn und Wirklichkeitsbezug, wenn man sie auf ein Gesamtkollektiv von 60 Millionen überträgt. Es darf und kann dem Politiker auf Bundesebene nicht um *die* Gesundheit gehen, weil ihre Verwirklichung wie ihre Aufrechterhaltung auf der Ebene des einzelnen Menschen und seiner einzelnen Ärzte stattfindet.

Ist es nicht ein Widerspruch? In den letzten Jahren wurde die sog. Selbstverwirklichung eines jeden zum wichtigsten Schlagwort, in dessen Namen zahlreiche höchst zweifelhafte Reformen stattgefunden haben. Ausgerechnet aber die persönliche Gesundheit bzw. Wiedergesundung, ebenso wie die persönliche Bildung, haben fast alle Politiker zu einer Aufgabe erklärt, die der einzelne Mensch, der mündige Bürger, immer weniger selbst zu verwirklichen habe. An sich notwendige, aber angeblich politisch unmögliche Änderungen im Krankenversicherungssystem werden sich um so eher vornehmen lassen, je unbefangener man über die eigentlichen Ursachen für zahlreiche Inanspruchnahmen seiner Leistungen spricht. Auch die Patientenrolle sollte deshalb wirklichkeitsnäher betrachtet werden. Wie viele ärztliche Leistungen, Labortests und Rezepte werden hauptsächlich oder allein verursacht, weil sie von einzelnen Menschen ausgelöst wurden, die den Wunsch hatten, sich einer bestimmten Situation zu entziehen? Der medizinische Aufwand ist nur ihr Alibi vor anderen, oft auch vor sich selbst. Das geschieht keineswegs nur am Arbeitsplatz, im

Beruf, sondern ebensogern in allen Schulen und sonstigen Ausbildungseinrichtungen. Wer eine Klassenarbeit nicht schreiben, wer einen Prüfungstermin an der Hochschule nicht wahrnehmen will, wird oft genug einen ganzen Strauß von medizinischen Leistungen in Gang bringen. Fast immer ist die ärztliche Leistung, umrahmt in der Regel von Laborbefunden, die erste und die letzte Instanz für jeden Menschen, der sich einer bestimmten Situation nicht stellen möchte.

Diese Grundgegebenheit will niemand ändern. Es gibt keinen Ersatz für das ärztliche Urteil über die Zumutbarkeit einer Situation für einen Menschen in einer, in der Regel von ihm selbst beschriebenen psychosomatischen Verfassung. Die Frage, wieviel Gesundheit politisch erzielbar und wieviel wirtschaftlich finanzierbar ist (ohne gleich- oder höherwertige Aufgaben zu vernachlässigen), ist eben allein schon deshalb nicht beantwortbar, weil die individuellen Spielräume für Verhalten und Gewohnheiten in Richtung von mehr oder von weniger Gesundheit beim einzelnen und bei der Bevölkerung in keinem Land der Welt politisch wirklich beeinflußbar sind. Zumindest solange man auf zwei Möglichkeiten verzichtet: die eine besteht aus direkten Geldprämien für gezielte gesundheitsdienliche Verhaltensweisen, die andere bestünde aus Zwangsmaßnahmen, wie man sie ja von Impfpflicht oder Teilnahmepflicht an Reihenuntersuchungen kennt oder gekannt hat. Je absoluter und vorrangiger aber die Freiheitsräume des Individuums sind, desto finanziell unberechenbarer und politisch unbeeinflußbarer werden die Kosten der gesetzlichen Krankenversicherung bleiben, solange sie im wesentlichen aus Naturalleistungen entstehen.

Die Versicherten müssen deshalb ständig daran erinnert werden, daß sie mit der Freiheit der Wahl ihres Lebensstils, in der Arbeits- und in der Freizeit, ebenso wie mit ihrer Freiheit der Entscheidung, ob und wann sie ärztlichen Rat, ob und wann sie wieviel Behandlung in Anspruch nehmen wollen, in erster Linie selbstverantwortlich über ihre eigenen Gesundheitschancen entscheiden. Es ist deshalb sowohl aus der Sicht der Politiker als auch der Versicherten unrealistisch und unaufrichtig, wenn sich der Politiker, der Gesetzgeber heute immer mehr als Garant der optimalen Gesundheit versteht. Die Politiker, die Parteien sind von Teilen dieser ihnen zugewachsenen Rolle wieder zu entlasten.

Nur so nämlich werden sie sich dann auch trauen, erforderliche Änderungen im Krankenversicherungssystem auf der Ebene des einzelnen Versicherten vorzunehmen.

Angesichts der Kostenentwicklung auf dem medizinischen Sektor wird heute in westlichen Ländern das Argument bemüht, Gesundheitspflege sei eben keine Ware oder Dienstleistung wie andere, die man auf einem freien Markt für sich kauft, sondern etwas völlig anderes. Wer Gesundheitspflegeleistungen (health care services) kauft, treffe keine Kaufentscheidung im üblichen Sinn. Vielmehr läge die Kaufentscheidung überwiegend beim Arzt, der sie für seinen Patienten vornimmt. Deshalb versage der Markt als Steuerungssystem. An seine Stelle müsse früher oder später ein staatliches Einheitssystem treten. Dieses Argument ist aber nur teilweise stichhaltig.

Es trifft zu: wer einen schweren Unfall oder einen Herzinfarkt erleidet, wird zunächst die Ärzte uneingeschränkt für sich entscheiden lassen. Unzulässig ist es aber, mit derartigen dramatischen Ereignissen regelmäßig so zu argumentieren, als ob in Wirklichkeit alle oder die Mehrheit aller Inanspruchnahmen medizinischer Leistungen unter einer solchen Eigengesetzlichkeit lebensrettenden Handelns stünde.

Die Angst des Politikers vor der Wahrheit

Der typische Politiker einer westlichen Demokratie hat heute eine, wie es scheint, unüberwindbare Abneigung, den Bürger aus einer Bevormundung zu entlassen, wenn diese einmal erst entstanden ist. Solche Politiker haben offenbar Angst, die Wähler könnten auf einem Gebiet ihres Lebens entdecken, daß sie auch ganz gut mit eigenen Mitteln und Entscheidungen zurechtkommen, ohne für eine Institution dankbar sein zu müssen, die der Gesetzgeber für sie ständig ausdehnt und bei der ihnen jede kostenbewußte Entscheidungsfreiheit versagt bleibt.

Das Erfolgserlebnis des Politikers und damit sein Sicherheitsgefühl gegenüber der eigenen Zukunft hängt leider davon ab, wie gut er es versteht, dem Wähler regelmäßig Anlaß für mutmaßliche Dankbarkeit zu geben. Und diesen Vorrat an erhoffter Dankbarkeit beim Wähler glaubt der Politiker zu verringern, wenn er irgendwo eine noch so notwendige Reform zuließe, die dem einzelnen Bürger auferlegt, für etwas direkt zu zahlen, was er bisher als Naturalleistung bekommen hat.

Diese Unlust der Politiker, irgendein früheres Wahlgeschenk einzuschränken, ist aber durch bisher nachgewiesenes Wählerverhalten nicht begründet. Die Selbstlähmung der Politiker ist, wie ich glaube, unabhängig vom tatsächlichen Wählerverhalten. Politiker brauchen aber ihren unerschütterlichen Glauben an die Dankbarkeit der Wähler, um die eigene Angst vor ihrer Zukunft als Politiker zu verringern. Politiker brauchen den Glauben an die ewig verfügbare Manipulierbarkeit des Wählers durch Leistungen, die sie für ihn ersinnen und auf seine Kosten verteilen.

Dieser Glaube an die automatische Dankbarkeit des Wählers für Wahlgeschenke geriete aber ins Wanken, wenn bei der Verwirklichung einer angeblich politisch unmöglichen Änderung – beispielsweise im System der gesetzlichen Krankenversicherung – herauskäme, daß die Wähler gar nicht daran denken, den Politiker am Wahltag dafür zu bestrafen. Der Politiker fürchtet sich vor dem Erkenntnisschritt, daß er ein naives und veraltetes Modell vom Wähler hat, der längst für Wahlgeschenke unempfänglich geworden ist. Vor dieser Entdeckung fürchten sich Politiker, weil sie danach ihren Beruf ohne die feste Zuversicht ausüben müßten, daß der Wähler auch in alle Zukunft durch Wahlgeschenke herkömmlicher Art beliebig beeinflußbar bleiben wird.

Doch sollte man nichtsdestoweniger auf einen Klimawechsel für eine vernünftigere Gesundheitspolitik hinarbeiten, z. B. durch den noch vorhandenen privaten Sektor. In der Bundesrepublik leben 15 Millionen Menschen, die das Recht haben, zwischen gesetzlicher und privater Krankenversicherung zu wählen. Wenn dieses Potential für die Privatversicherung weitgehend ausgeschöpft werden könnte und wenn dieser Personenkreis durch entsprechende Angebote der Versicherungsgesellschaften zu einer kostenbewußten, selbstverantwortlichen Inanspruchnahme der medizinischen Leistungen käme, dann ginge vielleicht von diesem Bevölkerungsteil am Ende eine Vorbildwirkung und auch ein Druck aus, dem sich der Gesetzgeber nicht für alle Zeiten verschließen kann.

Zu einer rationalen und zeitgemäßen Gesundheitspolitik, zu einer modernen Konzeption der Krankenversicherung der Bevölkerung den Weg zu weisen, sollte den fortschrittlichen Politiker aber eigentlich als Aufgabe locken. Selbst wenn dieser Weg zunächst ungewohnt erscheint, wenn er eine Entwöhnung von liebgewordenen Eigentümlichkeiten fordert. Schließlich haben sich so gut wie alle Politiker in den letzten 15 Jahren mit Leidenschaft zum Erzieher ihrer Mitbürger ernannt:

Noch nie wurde so massiv, auf gesetzlicher Grundlage – im Bereich der Schulen oft auch nur mit Verordnungen – in die Ehe, in die Familie, in das Eltern-Kind-Verhältnis, in die Ausbildungsbetriebe hineinregiert wie seit Mitte der 60er Jahre. Da hat es nie am Mut der Politiker gefehlt.

Aber die gleichen erziehungsfreudigen Politiker mit ihrem schier unerschöpflichen Vertrauen in die Wandelbarkeit menschlichen Verhaltens und der menschlichen Natur durch vorgegebene neue gesetzliche Rahmenbedingungen, erklären sich unzuständig und machtlos, sobald es um ihre Mitwirkung bei einigen wenigen bestimmten Dingen ginge. Zu diesen gehören z. B. die Studiengewohnheiten heutiger Studenten und eben auch das Verhalten der in der gesetzlichen Krankenversicherung versicherten Personen.

Zugegeben: Es ist sehr schwer, Gewohnheiten, Ansprüche, Selbstverständlichkeiten zu beeinflussen, wenn diese sich seit vielen Generationen in einer Bevölkerung und in ihrem gesellschaftlichen Selbstverständnis entwickelt haben. Die Erfolgsaussichten einer Umgewöhnung in Sachen Krankheitskosten möchte ich deshalb nicht in einem zeitlichen Rahmen beurteilen. Es geht vielmehr nur um die Frage, ob – und wie überhaupt – je noch einmal in der Bundesrepublik eine kostenbewußte, vernünftige Einstellung der Mehrheit der Bürger zu ihrer Gesundheitspflege in Gang kommen kann, wenn wir beobachten, daß die Politiker aller Parteien – mit wenigen Ausnahmen – sich in der überschaubaren Zukunft zur erforderlichen Mitwirkung, zu ihrer Erziehungsaufgabe im Bereich des Gesundheits- und Versicherungsverhaltens nicht drängen werden. Im Gegenteil, sie werden sich gegen jede Aufforderung dazu entrüstet wehren, so sehr sie sich

28

auch in vielen anderen Gebieten unseres Lebens von Jahr zu Jahr mehr in der Rolle des Umerziehers und Umgestalters gefallen.

Unsere Politiker sind keineswegs prototypischen Teillösungen abgeneigt, wenn eine damit angestrebte Systemänderung in ihr langfristiges Konzept paßt. Nur wenige Prozent aller Schüler können sich in Gesamtschulen oder Ganztagsschulen befinden, nur wenige Prozent aller Vorschulkinder konnten in Tagesmutterprojekten oder in besonderen Vorschulen stecken, aber solche prototypischen Projekte wurden eifrig unternommen, ungeachtet der Tatsache, daß für lange Zeit nur ein kleiner Teil der Bevölkerung davon erreicht wird. Doch bei der gesetzlichen Krankenversicherung wird umgekehrt argumentiert: Weil die Gesamtreform in Richtung mehr Selbstverantwortung politisch nicht möglich sei, darf es auch keine versuchsweise Teilreform in diese Richtung geben. Die Politiker haben sich dazu ein merkwürdiges Argument ausgedacht, das für die Wähler offenbar besonders einleuchtend und unwiderlegbar sein soll, weil es sich ausschließlich auf den Eigennutz der Politiker stützt: Es heißt nämlich, es sei für jeden Politiker politisch unmöglich, den Bürger bei der Inanspruchnahme des einen oder anderen kleinen Teils der medizinischen Leistungen aus seiner permanenten Dankesschuld den Politikern gegenüber zu entlassen, weil dies ihre Wiederwahl gefährden könne. Ich halte das für eine vorgeschützte, irrationale und moralisch ohnehin nicht vertretbare Fehleinschätzung des Bürgers durch die Politiker. Wenn die gesetzliche Krankenversicherung dem einzelnen wieder da und dort eine Eigenleistung, eine Selbstbeteiligung oder das einstweilige Auslegen mancher Kosten zumuten würde, hätte dies aller Wahrscheinlichkeit nach keine erdrutschartigen Folgen für die Politiker. Übrigens ließen sich vernünftige Reformen im Gesundheitswesen ja auch in überparteilicher Eintracht zum Gesetz machen.

2.
Zur politischen Situation der Ärzte

Das Arzt-Patienten-Verhältnis ist dem Politiker unheimlich

Seit der Mitte dieses Jahrhunderts fiel mir in mehreren europäischen und außereuropäischen Ländern immer wieder auf, wie gerne manche Politiker sich ausgerechnet an der Ärzteschaft reiben und diese in den Medien zum Buhmann Nr. 1 der Nation machen. Bei der Durchsicht ihrer Vorwürfe, gesammelt in rund 30 Jahren, ergibt sich ein verblüffender Befund: Es sind fast immer und überall die gleichen Vorwürfe, die gegen die Ärzte eines Landes aufgebaut werden, ob es nun Australien oder Österreich, die Bundesrepublik oder die Vereinigten Staaten, Belgien oder Kanada, Frankreich oder Neuseeland ist. Und das Merkwürdigste von allem: Fast jeder einzelne Vorwurf – als Typ betrachtet – eignet sich dazu, um von den Kunstfehlern und Gefälligkeitsgesetzen einzelner Politiker und Parlamente auf das Rollenverständnis und die Kostenbewußtheit der Berufspolitiker kritische Rückschlüsse zu ziehen.

Weiterhin fällt auf, daß die Angriffspunkte in der Ärztekritik in den verschiedenen Ländern der Welt sehr ähnlich bleiben, unabhängig davon, wie weit die Verstaatlichung der heilkundlichen Berufe und Einrichtungen in einem Land schon gediehen ist. Die Konflikthäufigkeit im Arzt-Politiker-Verhältnis hat offenbar auch Gründe, die außerhalb des Gegenstandskatalogs liegen, über den sich Politiker und Ärztevertreter in dem jeweiligen Staat offiziell streiten. Was manche Politiker am Beruf des Arztes vor allem beunruhigt und stört, ist die von der Natur seiner Arbeit und von der seelischen Situation der Beteiligten her unaufhebbare Vorgegebenheit einer Art von Partnerschaft zwischen Patient und Arzt.

Ausgerechnet in der privatesten Sphäre des Individuums und seiner Familie kommt es zu einer ungemein traditionsreichen Interessen- und Loyalitätsverzahnung zwischen dem einzelnen Bürger und einem für ihn absolut unentbehrlichen freien Berufsstand. Diese Tatsache liegt allen, die – in welcher Variante auch immer – kollektivistische, egalitaristische Träume träumen, nicht nur im Magen, sondern wie ein Felsblock politisch und psychologisch im Wege.

So erklärte z. B. Frau Anke Fuchs, damals noch Staatssekretär im Bundesministerium für Arbeit und Sozialordnung, 1979 in Köln in einem Statement vor Ärzten:

„Ärztliche Funktionen in unserer modernen Industriegesellschaft auszuüben, kann doch nicht von der utopischen Vorstellung abgeleitet sein, als gäbe es ein Verhältnis zwischen Arzt und Patient, das von übergeordneten staatlichen Interessen völlig frei und unabhängig zu sein habe." – Warum eigentlich nicht?

Das geschichtlich vorgegebene und in einem unpolitischen Raum liegende Patient-Arzt-Verhältnis betrifft eine Sache – die Gesundheit – die alle Bürger als das wichtigste Anliegen ihres Lebens bezeichnen. Und dieser Umstand ist es, der den beruflichen Ehrgeiz mancher Politiker weckt, ausgerechnet das im ärztlichen Beruf Geleistete und dort für den Bürger Bereitgestellte zu einem Angebotsmonopol des Staates zu machen: die Politisierung der Heilkunde war von dem Zeitpunkt an vorprogrammiert, zu dem die Erzielung positiver Ergebnisse ärztlichen Handelns die Regel geworden war. Das Quacksalber-Patient-Verhältnis wollte natürlich niemand politisieren.

Für den Politiker ist jeder Kranke ein Sozialfall

Die Spannung zwischen der Ärzteschaft eines Landes und den politischen Kräften hat zum Teil ihre Ursache in einem selbsterzeugten Dilemma des Politikers: Dieser betrachtet jeden Menschen, der sich auf dem Weg zu einem Arzt befindet, grundsätzlich als einen latenten Härte- und Sozialfall. Sobald ein Mensch, sei es aus ersichtlich ernsten oder ersichtlich geringfügigen Gründen, den Sektor der heilkundlichen Berufe betritt, taucht er nach Ansicht vieler Politiker in eine Kategorie ein, bei der es keiner weiteren Beweise bedarf, weshalb dieser Mensch die heftige Umarmung durch alle politischen Kräfte nötig hat.

Das allezeit uneingeschränkte Wohlbefinden eines jeden, obgleich ein utopischer Anspruch, gilt als ein so absoluter Wert, daß im Lauf dieses Jahrhunderts für die meisten Politiker die Frage immer unzulässiger wurde, wieviel denn der einzelne im Normalfall selber für sein Wohlbefinden mittlerweile ausgeben könnte. Gewiß: Jedem kranken Menschen, wie immer Krankheit auch definiert und abgegrenzt sein mag, ostentativ und generös unter die Arme zu greifen, ist ein natürlicher Impuls aller Menschen und eben auch des Politikers. Nur darf man nicht in alle Ewigkeit die Augen vor den Folgen der Politisierung der Gesundheit verschließen: der Kranke ist eine der sozialen Grundkategorien, mit denen Politik gemacht wird, andere Kategorien sind z. B. das Kind, der alte Mensch oder die Wohnungsuchenden.

Selbstverständlich ist Obdachlosigkeit eine Katastrophe und manche Erkrankungen oder Unfälle sind es auch. Der politische und natürlich auch rein menschliche Impuls, in solchen Fällen Hilfeleistungen der Gemeinschaft nach möglichst egalitären beziehungsweise umverteilenden Gesichtspunkten anzubieten, ist begreiflich: Niemand darf aus finanziellen Gründen ärztlich unversorgt, niemand darf aus finanziellen Gründen ohne ausreichenden Wohnraum bleiben: diese und ähnliche, in der sozialgeschichtlichen Anfangsphase vollkommen einleuchtenden und in der Regel auch bezahlbaren Postulate, haben leider die Eigenschaft, sich im Lauf einiger Jahrzehnte zu verselbständigen, und vom ursprünglichen sozialethischen Anliegen geht dann eine ungemein starke Tabuisierungskraft aus, so daß am Ende der gesamte betreffende Daseinssektor für jede Korrektur unantastbar geworden ist, selbst wenn sich die tatsächlichen Lebensverhältnisse und die wirtschaftliche Lage der Mehrheit der Bevölkerung im Laufe eines Jahrhunderts total verändert haben.

Nun hat es sich zwar in letzter Zeit herumgesprochen, daß viele Sozialwohnungen fehlbelegt sind, daß die falschen Bürger die falschen Mieter subventionieren. Weniger gern beziehungsweise noch gar nicht geben die Politiker aber zu, daß auf ähnliche Weise eine Art Fehlbelegung der Wartezimmer der Ärzte und eine Fehlbelegung mancher therapeutischer Einrichtungen stattfindet. Niemand braucht sich zu wundern, wenn in einem Naturalleistungssystem eine erhebliche Verschwendung, eine Vergeudung von Mitteln stattfindet. Gar nicht oder nur wenige Tage lang eingenommene Arzneien landen im Mülleimer, krankengymnastische Behandlungen werden so früh abgebrochen, daß sie nichts bewirken konnten, äußerst kostspielige Arbeiten der Zahnärzte in manchen Mündern sind für die Katz, weil der Patient anschließend auch nur eine minimale Mund- und Zahnhygiene einzuhalten nicht gewillt ist.

Das Eigenartige ist nun, daß dieselben Politiker und Gewerkschaftler, die aus der Tatsache der Verschwendung im Gesundheitswesen arztfeindliche Klischees schmieden, vollkommen ungerührt bleiben gegenüber ähnlichen Verschwendungen in anderen Gebieten. Es gilt z. B. als ausgesprochen unfein, ja als undemokratisch oder unsozial, einmal auszurechnen, wie viele Milliarden jährlich sinnlos vergeudet werden durch die sehr hohe Zahl von ergebnislos abgebrochenen Hochschulstudien. (Bei den Ingenieurwissenschaften liegen sie zur Zeit bei 50 %!)

Ist es nicht merkwürdig: alle Politiker haben sich einmütig außerstande erklärt, eine Regelstudienzeit auch nur annäherungsweise durchzusetzen. Sie ist eine Selbstverständlichkeit in den weitaus meisten Ländern der Erde, in Ost wie West, aber bei uns gilt die Regelstudienzeit für undurchführbar. Dieselben Politiker aber halten es für möglich und zumutbar, bei allen Ärzten (und Patienten) die Regeltherapie durchzusetzen. Im sozialpolitischen Programm des Deutschen Gewerkschaftsbundes ist bereits von Therapiestandards die Rede, die der Staat festzulegen habe.

Obgleich die Neigung dazu in einigen politischen Parteien epidemischer ist als in anderen, kann man wohl von einer allgemeinen Berufskrankheit der Politiker sprechen. Es ist ihre Allergie gegen alle individualisierenden Angebote von Bedarfsdeckungen, die sich auf Grundbedürfnisse erstrecken, und bei denen der Bürger durch die selbstbestimmte Verlagerung seiner disponiblen Mittel Einfluß auf die ihm persönlich zusagende Qualität des

Angebots nehmen kann. Privatrundfunk und Privatschulen erhöhen den Blutdruck vieler Politiker, und es wäre bestimmt genau so, falls ein privater Unternehmer auf die Idee käme, auszuprobieren, welchen Preis manche Bürger und gastronomische Betriebe für den Liter Trinkwasser zu zahlen bereit sind, wenn man ihnen, parallel zur öffentlichen Leitung der Stadtwerke, eine zweite private Leitung mit garantiert unbehandeltem Quellwasser aus den Hochalpen anbieten würde.

Die Gegner einer solchen privaten Trinkwasserleitung würden, wie die Gegner des privaten Kabelfernsehens, zwischen zwei einander ausschließenden Argumenten hin und her pendeln:

1. die Gefahr sei zu groß, daß in der privaten Wasserleitung aus Gründen der Profitmaximierung eine mindere Qualität Wasser geliefert würde, und

2. die Gefahr sei zu groß, daß nur die reichen Leute und die Gäste der Luxushotels sich einen Gesundheitsvorsprung durch die private Quellwasserleitung erkaufen könnten.

Eine wesentliche Ursache für die Kostensteigerung in der Krankenversicherung liegt bei den Kassenfunktionären und bei den politischen Parteien, weil sie sich von Jahr zu Jahr mehr in die Rolle des Gastgebers bei einem Gesundheitsmahl hineingelebt haben, bei dem für den Gast nichts zu teuer sein darf, obwohl und gerade weil er die Kosten nicht erfahren wird. Man könnte dieses Phänomen künftig den Gastgeberkomplex der Gesundheitspolitiker und Gesundheitsfunktionäre nennen. Komplexe sind bekanntlich, laut Brockhaus, neurotische Verdichtungen von Vorstellungen, die seelische Störungen hervorrufen. Der Gastgeberkomplex der Parteien und Kassen korrespondiert beim Versicherten mit dem Herausholkomplex. Wie stets, wenn Leute mit Komplexen unter sich sind, blicken sie auf einen Dritten, der an allem schuld sein soll, und das ist in diesem Fall der ärztliche Beruf.

Zu einem ähnlich irrationalen Tabu wie bei den Krankheitskosten kam es ja nach 1965 bei der Nachfrage nach sogenannter Bildung. Was immer auch unter das Stichwort, unter die Kategorie „Bildung" gebracht werden konnte, wurde sogleich mit einem alle anderen Bedürfnisse überragenden völlig autonomen Wert ausgestattet, woraus sich sehr bald für jeden ein lebenslänglicher Anspruch auf Bildung und noch mehr Bildung zum

Nulltarif, d. h. also auf Kosten jeweils irgendwelcher anderer, ergab.

Die Bildung, *die* Gesundheit, demnächst wohl *der* Freizeitgenuß, werden in der Politik zu scheinbar homogenen, unantastbaren und vor allem niemals „hinterfragbaren" Globalgütern, bei denen die persönliche und private Bemühung zur Erlangung ständig verringert, ja sogar diffamiert wurde, während die Leistungs- und Beibringungspflicht der Gemeinschaft gleichzeitig als unendlich groß gesetzt wird.

Immer wieder beschäftigen sich Presse und Politiker mit dem geringen Interesse der Bevölkerung an vorsorgemedizinischen Untersuchungen: „*Kraftfahrzeuge werden in der Bundesrepublik besser gewartet als ihre Besitzer. Jedes Auto muß alle zwei Jahre zum TÜV.*" So „*Die Zeit*" vor einigen Jahren. Mit den üblichen Seitenhieben auf die Ärzte als freie Unternehmer wurde weiterhin beklagt, daß die Männer, verglichen mit den Frauen, bei uns „*besonders benachteiligt sind*", weil sie zwischen dem 18. und 45. Geburtstag kein Anrecht auf irgendeine kostenlose Vorsorgeuntersuchung haben, während die Frauen nur zwischen 18 und 30 sozusagen „*außer Kontrolle*" blieben.

Vielleicht hat der Verfasser jener Klage über die Gleichgültigkeit der Bevölkerung gegenüber kostenlosen Vorsorgeuntersuchungen ungewollt einen Hinweis gegeben, weshalb die Vorsorgemedizin so wenig Interesse findet. Ich meine den Satz: „*Besonders benachteiligt sind die Männer. Sie haben für die Dauer von 26 Jahren kein Anrecht auf kostenlose Vorsorgeuntersuchungen.*" Benachteiligt? Weshalb eigentlich und inwiefern? Wenn irgend etwas für die Gesundheit des einzelnen Wesentliches oder oft auch weniger Wesentliches nicht uneingeschränkt als Naturalleistung der Krankenversicherung zu haben ist, fällt heute stets das Wort „*Benachteiligung*". Gerade diese falsche Betrachtungsweise aber hat viele Menschen von Jahr zu Jahr mehr zu dem Glauben verführt, die eigene Gesundheit sei eine Art von Zuwendung, die uns die Gesellschaft ohnehin schuldig sei. Meine Gesundheit ist aber nicht das Geschenk der sogenannten Gesellschaft und auch nicht der Krankenkasse. Sie darf nie so verstanden werden. Wer hindert denn einen Mann unter 45 Jahren, dessen „*Benachteiligung*" beklagt wird, einmal im Jahr ein paar Mark selber auszugeben, um sich vorsichtshalber untersuchen zu lassen? Die große Mehrheit auch der Pflichtversicherten gibt doch ein Vielfaches des dafür erforderlichen Betrages in jedem Jahr aus dem frei disponiblen Einkommen für Dinge und Dienstleistungen aus, die ihr weniger wichtig sein könnten als die Gewißheit, noch gesund zu sein.

Es ist doch unsinnig, über die schlechte Finanzlage oder die Knauserigkeit der gesetzlichen Krankenversicherung zu klagen, die nicht in der Lage sei, schon jetzt auch noch diese oder jene Vorsorgeuntersuchung in ihren Leistungskatalog aufzunehmen. Und es ist noch unsinniger, über die Gleichgültigkeit der Bevölkerung gegenüber denjenigen Vorsorgeuntersuchungen zu jammern, die es bereits als Kassenleistung gibt. Es könnte sein, daß die Dinge in Wirklichkeit ganz anders zusammenhängen. Der Gesundheitseffekt, auf die Gesamtbevölkerung gesehen, den die Vorsorgemedizin haben könnte, kommt nicht zur Entfaltung, gerade weil die bisherige Gesundheitspolitik alles darauf anlegt, dem einzelnen Menschen den Irrtum zu suggerieren, im Grunde sei *„die Gesellschaft"* für die Gesundheit eines jeden zuständig und verantwortlich. Repräsentiert wird dabei diese sogenannte Gesellschaft dann durch die Leistungen der Krankenversicherung, und als Empfänger der auf Grund ihrer Leistungen erwarteten Dankbarkeit des Wählers stehen die Politiker mit ausgestreckten Händen da. In Wirklichkeit, so fürchte ich, steht die Beflissenheit der Politiker um die Gesundheit ihrer Wähler einem vernünftigen Gesundheitsverhalten bei diesen längst im Wege. Je verzweifelter sich alle Parteien im Bundestag an das für sie unantastbare volle Naturalleistungsverfahren klammern, desto mehr tragen sie zu einem Mißverständnis vom Wesen der Gesundheit beim einzelnen Menschen bei.

Im Grunde ist das Bild, das sich die Politiker von ihren Mitbürgern machen, total wirklichkeitsfremd: Wir sind schließlich eine Bevölkerung der Autofahrer, und selbst diejenigen in einer Familie, die selbst keinen Führerschein haben, wissen, daß auf die Familienkasse alle zwei Jahre erhebliche Ausgaben zukommen, wenn das Auto durch den TÜV soll. Sind solche Menschen wirklich unfähig, sich zwei Jahre lang auf die ebenso voraussehbaren Kosten, z. B. eines besonders hochwertigen Zahnersatzes, finanziell einzurichten? Dasselbe gilt für Vorsorgeuntersuchungen. Ihr Zeitpunkt ist absehbar. Vielleicht würden sich weitaus mehr Leute zu den für ihr Alter zweckmäßigen Vorsorgeuntersuchungen entschließen, wenn diese überhaupt nichts mit der ohnehin nur scheinbaren Kostenlosigkeit in der Krankenkasse zu tun hätten, sondern wenn sie mit den Kosten einer fälligen Vorsorgeuntersuchung so realistisch rechnen dürften wie mit den durch den TÜV alle zwei Jahre verursachten Kosten. Eine aufklärende Ermunterungskampagne für Vorsorgeuntersuchungen könnte etwa so lauten: *„Mit weniger Geld als dein Auto für den TÜV fit macht, kannst du dich auf Herz und Nieren untersuchen lassen. Ab 40 lohnt es sich."* Ist es nicht denkbar, daß ein derartiger Ansatz insgesamt mehr Vorsorgeuntersuchungen zustande brächte als das krampfhafte Pochen auf die Kostenlosigkeit einer Vorsorgeuntersuchung? Gerade die Kostenlosigkeit könnte zum Teil Ursache der Gleichgültigkeit sein.

Der Trend und die Tendenz in der Krankheitskostendeckungspolitik in der Bundesrepublik aber scheinen darauf angelegt, dem Versicherten, dem Patienten immer weniger Möglichkeiten und Anreize zu belassen, auf die von ihm verursachten Kosten Einfluß zu nehmen. Man bezweifelt ausgerechnet hier seine Kompetenz als mündiger und vernünftiger Mensch.

Gleichzeitig wird ihm aber, unter anklagendem Hinweis auf die ständig steigenden Kosten seiner gesundheitlichen Belange, der Arzt als Partner stufenweise entzogen oder zunächst jedenfalls durch eine negative Dauerpropaganda verleidet und entfremdet. Vom niedergelassenen Arzt wird angesichts des Kostendrucks erwartet, daß er sich weniger an der Individualität seines Patienten orientiert und statt dessen immer mehr systemorientiert wird: orientiert am spezifischen System der gesetzlichen Krankenversicherung, also auch an seinen durch das Naturalleistungsverfahren entstandenen Deformationen und Denaturierungen des eigentlichen Versicherungsprinzips. Der Arzt soll sich also primär an der Eigendynamik eines hochkomplexen, fiskalisch prekären und brisant politisierten Systems orientieren. Dies ist absurd und für alle Betroffenen schädlich.

Dem schleichenden Entmündigungsprozeß des Patienten auf der einen Seite entspricht im politischen Raum die Absicht der kollektiven Dienstverpflichtung des einzelnen Arztes, der Umpolung seiner Loyalität. Dieser von einigen politischen Kräften unverkennbar angestrebte Rollentausch des Arztes wird aber um so eher und rascher erreichbar, je mehr das heute noch bestehende Vernunftgefälle zwischen verschiedenen Krankenkassen und Versicherungsmöglichkeiten ersetzt würde durch eine nivellierte und gleichgeschaltete Gesamtversicherung.

Es ist wie bei der integrierten Gesamtschule: Jeder soll die gleiche Chance haben, inmitten einer Menge höchst unterschiedlich begabter Schüler zu sitzen. Jeder soll die gleiche Chance haben, inmitten einer Menge sehr verschieden gesundheitsbewußter Mitbürger versichert zu sein. Dieses Prinzip hat einen Schönheitsfehler: Es macht keinen einzigen weniger Begabten begabter und es macht auch keinen einzigen gesundheitsgleichgültigen Bürger gesundheitsbewußter. Vielmehr findet die Angleichung auf dem niedrigsten gemeinsamen Nenner statt.

Je mehr aber der Arzt finanzpolitisch in eine Doppelrolle, als Agent des Staates und als Partner des einzelnen Patienten, hineingezwängt wird, desto schwieriger wird es für den Arzt, sich einem therapiewidrigen Ansinnen eines Patienten zu widersetzen, selbst wenn er damit ausschließlich das Interesse des Patienten im Auge hat.

Je deutlicher nämlich einem Patienten bewußt ist, daß sein Arzt hinsichtlich der Aufwendigkeit seines therapeutischen und diagnostischen Handelns vom Staat mißtrauisch beäugt und gegebenenfalls zur Rechenschaft gezogen wird, desto schwieriger, ja desto „unmöglicher" wird aus psychologischen Gründen die Lage des Arztes, der im konkreten Fall, allein im Interesse des Patienten, zu Maßnahmen rät, von denen der Patient weiß oder vermutet, daß es die weniger kostspieligen sind. Das jetzige gesetzliche Krankenversicherungssystem erzeugt geradezu eine Glaubwürdigkeitslücke im Arzt-Patient-Verhältnis.

Doch ausgerechnet an dieser Stelle kommt der Beglückungspolitik nun ein Umstand in die Quere: die Individualität eines jeden Menschen ist im Krankheitsfall oder nach einem Unfall eher noch ausgeprägter, noch deutlicher akzentuiert als im Zustand voller Gesundheit. Damit meine ich nicht nur die physiologische, die rein körperliche Verfassung, sondern auch die Verfassung seines Gemüts, seine Bewußtseinsinhalte. So sind zum Beispiel im Zustand der Erkrankung alle ohnehin bei einem bestimmten Menschen vorhandenen Idiosynkrasien, alle Antipathien in einem Zustand erhöhter Provozierbarkeit.

Aber auch die Anatomie eines jeden Menschen ist einmalig: Jeder Mund ist anders geformt, jeder Backenzahn anders gelagert, jeder Mensch lächelt ein wenig anders als der nächste, und deshalb ist etwa die Entscheidung, ob ein Zahnersatz, eine Krone aus Gold oder Keramik sein soll, nie nach einem allgemeinen Schema begründbar. Zu dieser für den Egalitären so störenden und ärgerlichen Individualität des Menschen kommt nun ein Zweites: die Unantastbarkeit der Autonomie und Verantwortung des einzelnen Arztes, dem schließlich kein Politiker das Kunstfehlerrisiko abzunehmen bereit sein wird. Die Autonomie der ärztlichen Entscheidung für die Problemlösung im Einzelfall, sei sie temporäre Linderung und Schadensminderung oder eine Dauerlösung, liegt unaufhebbar in der Natur des ärztlichen Berufes – übrigens auch anderer freier Berufe, zum Beispiel ebenso beim Rechtsanwalt, dessen Verteidigungstaktik und Strategie von Augenblick zu Augenblick, zugeschnitten auf den einmaligen Fall seines Mandanten, in einem Spannungsfeld stattfindet, das keine beliebig langen und keine beliebig oft wiederholbaren Vertagungen erlaubt.

Ein Gedankenexperiment: Der Buchhändler in der Lage des Arztes

Falls es in Zukunft einmal zur Zwangsversicherung aller Einwohner der Bundesrepublik in einer staatlichen Rechtsschutzversicherung kommen würde, die jeder in ebenso beliebiger Weise in Anspruch nehmen könnte wie ärztliche Leistungen, so würden auch hier in kurzer Zeit Milliardensummen die Beitrags- und Steuerzahler überrollen. Der Grundwiderspruch zwischen der Politisierung einer freiberuflichen Leistungserbringung einerseits und ihrer Kostenkontrolle in einem Naturalleistungssystem ist absolut vorgegeben und unausräumbar.

Wie absurd und unmöglich die Lage ist, in die sich die Politiker hineinmanövriert haben, kann man mit einem Gedankenexperiment verdeutlichen. Nehmen wir an, im Anschluß an die These, daß Bildung der Güter höchstes sei, so wie das Mitte der 60er Jahre verstanden wurde, hätten sich die Politiker aller Parteien zu einem Naturalleistungssystem für den Bezug von Büchern über die einzelnen privatwirtschaftlichen Buchhandlungen entschlossen. Nehmen wir an, Ralf Dahrendorf hätte 1965 nicht das Bürgerrecht auf Bildung, sondern das Bürgerrecht auf Bücher proklamiert und zugleich, zutreffend, festgestellt, daß unter den regelmäßigen Kunden des Buchhandels der Arbeiteranteil nicht ihrem Prozentanteil in der Bevölkerung entspreche.

Dadurch aufgeschreckt hätten die Politiker eine Bücherbezugsabgabe eingeführt, etwa folgender Art: Jeder Lohnempfänger bekommt monatlich von seinem Lohn ein Prozent abgezogen, der Arbeitgeber hätte ein weiteres Prozent beizusteuern. Diese Abgaben gingen in die Bundesbücherkasse. Dafür stünde jedem Bürger ab 16 Jahren das Recht zu, einmal im Monat in der Buchhandlung seiner Wahl, der er jeweils ein Quartal treu zu bleiben hätte, sich zwei Bücher auszusuchen. Mitversicherte Familienmitglieder wären gleichfalls dazu berechtigt. Soweit so gut. Das Bürgerrecht auf Bücher würde beginnen, sich mit Inhalt zu füllen.

Doch den Buchhändlern allein, in ihrer autonomen Menschen- und Literaturkenntnis, wie früher einmal den Volksbibliotheka- ren, wäre vom Staat auferlegt, in jedem Einzelfall täglich zu entscheiden, ob Herr Müller im Rahmen seines monatlichen Büchertiteldeputats ein musikwissenschaftliches oder kunsthistori- sches Werk für 98 Mark oder einen Roman für 28 Mark nach Hause tragen darf.

Ähnlich spät wie beim akademisierten Bürgerrecht auf Bildung würden die Politiker merken, welche Kostenflut sie mit dem Bürgerrecht auf Bücher ausgelöst haben. Auch die Anhebung der Bücherbezugsabgabe auf 2 % hilft nicht. Alle Vorschläge des Börsenvereins des Buchhandels, doch eine Selbstbeteiligung ein- zuführen, werden entrüstet abgelehnt. Vielmehr wird dem ein- zelnen Buchhändler auferlegt, das Können seines Berufsstands gefälligst einzusetzen, damit die Bücherbezugsberechtigten in sei- nem Kundenstamm, die Bücher über 30 Mark beanspruchen, nur einen kleinen Prozentsatz der von ihm abgerechneten Bücherbe- zugsscheine ausmachen. Wobei dem Buchhändler überlassen bleibt, wie er es fertig bringt, die Mehrheit der Bücherbezugsberechtigten jeden Monat mit Büchern unter 30 oder unter 20 Mark zufrieden aus dem Laden zu komplimentieren und die kostbaren Bände über 50 Mark nur einigen wenigen auszuhändigen, die allem Anschein nach damit auch wirklich eine Bewußtseinserweiterung, ein Fortbildungserlebnis von bleibendem Wert erlangen werden, das naturgemäß nicht in jedem Menschen in gleicher Weise möglich ist.

Dem Buchhändler, der in dieser hoheitlichen Aufgabe keinen Erfolg hat, drohen Regreßansprüche: Man vergleicht seine Abrechnungen im Computer mit den Abrechnungen der anderen Buchhändler.

Mit Händen und Füßen werden sich Gewerkschaften und Politiker aller Parteien gegen eine Selbstbeteiligung wehren: Sie würde doch die Schwellenangst vor dem Betreten einer Buchhandlung schichtspezifisch erhöhen. Vielmehr sollten die Buchhändler gefälligst selber auf Kostendämpfung sehen. Es sei wirklich nicht einzusehen, weshalb sie überhaupt die teuren Nachschlagewerke, die Bildbände in so großer Zahl so offen in den Regalen stehen haben müssen.

Schließlich bleibe eine Buchhandlung auch dann noch eine Buchhandlung, wenn sie nur 1000 Titel, ausgewählt von der Bundeszentrale für politische Bildung, in der Preislage zwischen 15 und 30 Mark im Regal habe.

Und von Ex-Staatssekretärin Anke Fuchs, deren Ministerium das Bürgerrecht auf Bücher vermutlich betreut hätte, käme die strenge Mahnung an die Buchhändler und ihren Börsenverein: *„Ihr seid in ein öffentlich-rechtliches System eingebunden, das euch Rechte gewährt, zugleich aber auch Pflichten auferlegt. Zu den Pflichten gehört z. B. die Beachtung des Wirtschaftlichkeitsgebots. Das kann Konflikte mit Bücherbezugsberechtigten bringen, aber der Buchhändler, bei aller beruflichen Entscheidungsautonomie, darf keinesfalls im Interesse der Bücherbezugsberechtigtengemeinschaft bildungsstrategisch notwendige übergeordnete Gesichtspunkte zugunsten seines Kunden zurückstellen. Es darf keine falsche Kameraderie zu Lasten der Gemeinschaft geben, die darauf bestehen muß, daß ihre solidarische Bücherbezugsabgabe nicht zu Gefälligkeitsempfehlungen überdurchschnittlich teurer Bücher führt."* Dies war Originalton Frau Anke Fuchs. Ich habe nur Buchhändler an Stelle der Ärzte gesetzt.

42

3.
Haben Leistungslohn und Leistungseinkommen im Sozialstaat noch etwas verloren?

Manche Zeitgenossen empfinden heute eine ausdrückliche Leistungsbezahlung im Sozialstaat, so wie er heute in den 80er Jahren vor uns liegt, bereits als eine Art Fremdkörper im sozialen Gefüge und Klima. Wie viel oder wie wenig dafür spricht, kann letztlich nur beantwortet werden, wenn vorher Klarheit und Diskussionsbereitschaft über eine viel allgemeinere und grundsätzlichere Frage erzielt worden ist. Diese Frage lautet:

Wie hält es unser Gesprächspartner mit der Utopie, mit dem Traum von einer echten Gleichheitsgesellschaft? Darf und kann ein Zustand der sogenannten Gleichheit das Maß aller Dinge sein, ohne Rücksicht auf die dazu erforderlichen Maßnahmen, ohne Rücksicht auf Verluste jeder Art?

Weiter muß man fragen: Auf welche Weise wird eigentlich der Moralvorsprung desjenigen bei der politischen Besetzung der Begriffe erlangt, der die moralische Beweislast und den Rechtfertigungsdruck demjenigen aufbürdet, der – sei es durch Leistungsbezahlung, sei es durch Leistungserbringung – nun eben einmal täglich an Ungleichheiten, an Unterschieden zwischen Menschen mitwirkt? In dem Ende 1981 an die Öffentlichkeit gelangten Papier der SPD-Grundwerte-Kommission hieß es zum Beispiel, nach einer Verbeugung vor dem Wert der Leistungsbereitschaft: *„Aber wir bleiben dabei, daß die gleiche Würde dem Menschen substantiell eigen und vor der gleichen Würde des Menschen jede Ungleichheit im Lebensvollzug akzidentiell und rechenschaftspflichtig ist."*

Über diesen Satz sollte man eine Weile nachdenken, denn bei genauerer Betrachtung erblickt man eine geradezu abwegige Verkettung völlig verschiedener Werte und Lebensinhalte. Der Begriff und der Wert der Menschenwürde wird zwangsverpflichtet, um eine sehr notwendige *„Hinterfragung"* der heutigen Gleichheitspolitik auszuklammern. Unsere spontane Empfindung kann doch auch eine ganz andere Richtung nehmen als die in dem zitierten Satz gewünschte.

Wenden wir ihn einmal auf einige Situationen des Lebens an: Die überzeugende Würde des Mönches, der Nonne, des im Zölibat lebenden Geistlichen setzt voraus, daß keiner die übrige Menschheit auffordert, Rechenschaft zu geben, weshalb sie nicht im Kloster oder im Zölibat lebt. Bei uns bahnt sich aber genau das Umgekehrte an: Der *„alternative"* Aussteiger oder der Student im 25. Semester fordert von den nicht ausgestiegenen und nach frühem Ausbildungsabschluß gut bezahlte Leistungen Erbringenden erbost Rechenschaft darüber, weshalb sie nicht mit 600 Mark im Monat und den jederzeit abrufbaren Hilfen des Sozialstaates zufrieden sind, so wie er.

Aber selbst wer vollkommen unverschuldet irgendwelche Ungleichheiten zwischen seinen eigenen Lebensumständen und denen anderer beobachtet, darf diesen Menschen gegenüber keine moralische Bringschuld an Rechtfertigung ihm gegenüber anmelden, wenn er wirklich Wert darauf legt, ein der Würde des Menschen gemäßes Verhalten an den Tag zu legen. Das gilt gerade auch dort, wo Menschen in einer, an Hand von Schicksalsmerkmalen vergleichbaren Lage sind. In zahlreichen Lebenserinnerungen von Schriftstellern und anderen Künstlern, die nach 1933 aus Deutschland ins Exil gehen mußten, findet man natürlich auch Schilderungen und Bemerkungen, aus denen hervorgeht, wie der eine oder andere, dem es im Exil sehr schlecht ging, mit der Tatsache zurechtkam, daß es manchen Schicksalsgenossen, wie Thomas Mann oder Lion Feuchtwanger, im Exil

44

blendend ging. Der Leser solcher Erinnerungen aus der Exilliteratur hat aber immer den Eindruck, daß jene, die es im Exil schwer hatten, ihre Würde als Mensch sich am ehesten erhalten konnten, wenn sie in ihren Tagträumen die Kollegen Thomas Mann oder Lion Feuchtwanger nicht wegen ihres besseren Loses vor sich sozusagen rechenschaftspflichtig machten.

Und gehört nicht auch zur Würde, mit der im Urteil seiner nächsten Umgebung ein Mensch vielleicht recht früh an einer unheilbaren Krankheit gestorben ist, doch auch, daß er bis zuletzt die anderen Menschen nie spüren ließ, sie hätten seiner Ansicht nach ihr vermutlich längeres Leben vor ihm zu rechtfertigen?

Wenn die mit Recht jedem Menschen zugesprochene Menschenwürde hingegen beinhalten und bedeuten soll, daß jede Ungleichheit im Leben verschiedener Menschen, angesichts einer theoretisch denkbaren Gleichheit aller Lebensläufe, aller *„Lebensvollzüge"* rechenschaftspflichtig ist, wird durch eine Hintertür nur die Mißgunst oder der Haß zum Maßstab aller Dinge gemacht. Das kann doch kein weitsichtiger und vernünftiger Mensch im Ernst wollen!

Das Unheil, die Verwirrung in aller Politik, insbesondere in aller Sozial- und Einkommenspolitik, entspringt eben einem grundsätzlichen Mißverständnis über die Beschaffenheit unserer vorgeprägten Welt. Im Lauf der letzten 2500 Jahre hat sich zwar bei nicht wenigen Philosophen die Idee verfestigt, die soziale und politisch zu gestaltende Wirklichkeit könne man sich am besten wie ein großes Zusammenlegspiel, ein Puzzle vorstellen, dessen Teile nur wegen der Dummheit, der Bosheit, der Gleichgültigkeit, der Raffgier einiger – oder vielleicht sogar der meisten – Menschen durcheinander geschoben seien, daß es aber die richtige Lösung, die einzig mögliche Zusammensetzung dieses gigantischen Puzzles durchaus einmal geben könne. Man müsse es eben nur lange genug probieren oder vielleicht durch eine soziale Revolution mit einem Schlag erzwingen. Selbst ein so bedeutender Politikwissenschaftler der Weimarer Republik, wie Karl Mannheim, in seinem Buch *„Ideologie und Utopie"* glaubte noch, eine sogenannte Totalsynthese aller politisch und sozial wesentlichen Elemente in der Gesellschaft, in einem Staat sei die Aufgabe der Politikwissenschaft in der pluralistischen parlamentarischen Demokratie. Es sei die Aufgabe der Intellektuellen, sie herbeizuführen. Als ich vor 40 Jahren zum ersten Mal sein Buch las, fiel auch mir nicht auf, worin der eigentliche Denkfehler Mannheims bestand. Heute glaube ich ihn erkannt zu haben:

Wir dürfen uns die wirkliche Welt, soweit sie für politische Gestaltbarkeit in Frage kommt, gerade nicht wie ein ungeheuer großes Puzzle vorstellen, dessen endgültig richtiges Bild – vielleicht eine wunderschöne Landschaft mit lauter glücklichen und gleichen Menschen – am Ende hervortreten wird, wenn es die richtigen Leute nur lange genug ungestört probieren dürfen. Vielmehr darf man sich die wirkliche Welt, die wirkliche Gesellschaft und Wirtschaft allein – im Sinne eines Modells – so vorstellen, als ob lange vor unserer Zeit eine uns heute nicht bekannte Zahl von ganz verschiedenen Puzzles durcheinander gewirbelt wurde; wobei aber von den einzelnen Puzzles unterschiedlich große Mengen der Puzzleteilchen auf Nimmerwiedersehen verschwunden sind.

Natürlich gibt es Tätigkeiten, bei denen ein persönlicher laufender Einfluß, von Stunde zu Stunde, auf Volumen und Qualität des Arbeitsergebnisses, und damit eine entsprechende leistungsbezogene Entlohnung kaum oder gar nicht möglich ist. Das erlaubt aber kein abwertendes Urteil über diese Entlohnungsart als solche.

Vermutlich ist es sogar gut, wenn beide Typen von Arbeitsplätzen in einer Gesellschaft gleichzeitig vorhanden sind: solche mit stark ausgeprägter und solche mit geringer persönlicher Einflußnahme auf das tägliche Arbeitsergebnis. Manche Menschen werden gerade dort gerne arbeiten, wo sie eben nicht die seelische Belastung haben, sich ständig fragen zu müssen, ob sie heute so tüchtig gewesen sind, wie es ihnen eigentlich möglich gewesen wäre.

Man braucht nur als Beispiel den Beruf des Journalisten zu betrachten. Manche Menschen sind bei einer Tageszeitung am glücklichsten, andere wieder wissen genau, daß sie sich nur den Zeitdruck einer Wochenzeitung oder einer monatlich erscheinenden Zeitschrift zumuten sollten.

Beide Typen können gleich gute, gleich engagierte, gleich sorgfältige Journalisten sein, beide Arten können das aus ihrer Feder Gedruckte gleich befriedigend empfinden, aber sie können mit ihrer Arbeit nicht vor dieselbe Meßlatte gestellt werden.

46

Was ist Gerechtigkeit ?

Aus diesem Grund können Fragen nach Gerechtigkeit, nach Fairneß oder Tragbarkeit auch hinsichtlich einer differenzierenden Leistungserfassung und Leistungsbezahlung nur für wirklich gut überschaubare Lebens- und Berufsbereiche mit ähnlichen Inhalten gestellt und einer Beantwortung nähergeführt werden. Und man braucht sich das nicht ausreden lassen durch den häufig gehörten Einwand: es gebe doch irgendwelche Personen, deren Einkünfte und Arbeitsplatzprivilegien ganz augenscheinlich vollkommen außerhalb des Bezugsrahmens und der Richtwerte liegen, auf die man sich im vorliegenden konkreten Fall in einem bestimmten Betrieb, in einem bestimmten Tätigkeitsfeld, in einem bestimmten Beruf zu einigen versucht.

Wenn irgendwo auf den Weltmeeren ein Hochseeschlepper auf Lauer liegt, um im Fall der Havarie eines großen Schiffes, etwa eines Supertankers, als erster zur Stelle zu sein und die Bergeprämie zu verdienen, erhält am Ende die gesamte Mannschaft an Bord des Schleppers ihren Anteil an der Prämie. Es kann sich um Riesensummen handeln.

Nach dem Verteilungsschlüssel erhalten zwei Personen an Bord einen gleich großen, man könnte sagen, je einen halben Löwenanteil: nämlich der Kapitän und der Funker. Jeder erhält ein Prozent des Bergelohnes, den die Reederei vom Schiffs- und Ladungseigentümer erhält. Das kann bei einem Supertanker für Kapitän und Funker pro Kopf 500 000 DM bedeuten. (Für den Koch des erfolgreichen Hochseeschleppers fallen aus dem Bergehonorar immerhin noch 1/8 Prozent ab.) Wer möchte aber ausloten, wer traut es sich zu, herauszufinden, weshalb die Leistung gerade dieser beiden Männer die höhere Entlohnung verdient, im Vergleich mit der Leistung des Kochs in der Kombüse oder mit der Leistung jener Männer, die sich um die Trossen zwischen Tanker und Schlepper kümmern und die je nach Rang 1/8 oder 1/4 Prozent bekommen, während der 1. Offizier auf 3/8 Prozent kommen kann? Und wieviel aussichtsloser würde es nun, wenn man aus dem Verteilungsschlüssel für die Leistungs- und Erfolgsprämie an Bord eines Hochseeschleppers ein Muster ableiten wollte, um die Leistungen und Kenntnisse, die Verantwortung zum Beispiel innerhalb der Belegschaft einer Speditionsfirma auf dem festen Land in der Bezahlung dem Ideal der Gerechtigkeit anzunähern?

Nun kann man einwenden, das Beispiel mit dem Hochseeschlepper sei weit hergeholt. Bleiben wir beim nächsten Beispiel also im Land und wenden uns einem Beruf zu, in dem es zur Hauptaufgabe gehört, über die Gerechtigkeit, die Humanität von Leistungsbezahlung nachzudenken und sich fortlaufend als wichtige Instanz darüber öffentlich zu verbreiten. Es sind die Berufspolitiker. An den Verhältnissen in ihrem Beruf möchte ich den beliebten Einwand prüfen, eine Leistungserfassung und Leistungsbezahlung gehöre auf lange Sicht nicht mehr in einen modernen Sozialstaat, weil doch ganz offensichtlich nicht alle Menschen die gleichen Chancen hätten, ihre eigene Leistung, zu der sie vermutlich ohne weiteres fähig wären, dort anzubieten und hervorragend entlohnt zu bekommen, wo ein anderer es eben kann.

Zuerst müsse man tatsächliche und lebenslange Chancengleichheit beim Anbieten und Erbringen von Leistungen herbeiführen – erst dann – vielleicht und in Grenzen – dürfe man auch über Leistungsbezahlung reden. Mit Rücksicht auf die Politiker aller Parteien lasse ich im gewählten Beispiel die Frage nach der Möglichkeit einer echten Leistungserfassung aus und betrachte allein die Frage, ob es höchstbezahlte Leistungen letzten Endes gerechterweise wirklich nur in solchen Berufen, Betrieben und Bereichen geben darf, bei denen es unter im wesentlichen gleich qualifizierten Personen weitgehende Chancengleichheit für die Erlangung der Positionen gibt, in denen man dann die hohe Leistungsvergütung bekommt.

Nachdem das Bundesverfassungsgericht den Abgeordneten bescheinigt hat, daß sie einen Hauptberuf ausüben, wie jeder andere Berufstätige, ist doch wohl die Frage naheliegend, weshalb diesen Berufspolitikern der Widerspruch noch nicht aufgefallen ist zwischen ihrem eigenen Beruf mit seinen Eigentümlichkeiten und dem strengen Gerechtigkeitsanspruch, mit dem sie, gerade als Kritiker der übrigen Arbeitswelt, so gerne über die dort fehlende Gerechtigkeit bei der Leistungsentlohnung nachdenken?

Da wir in der Bundesrepublik kein Mehrheitswahlrecht haben, gibt es in den Ländern und im Bund zwei Kategorien von Man-

48

datsträgern: solche, die in ihrem Wahlkreis siegen müssen und es auch tun, und solche, die einen guten Platz auf einer Landesliste bekommen hatten. Wir dürfen wohl annehmen, daß beide Kategorien gleich gut qualifizierte und gleich fähige Personen enthalten, und doch fällt den Personen auf den Landeslisten, wenn sie dort hoch genug angesiedelt sind, regelmäßig etwas zu, was ihren Berufsgenossen mit genau den gleichen Voraussetzungen keineswegs mit gleicher Sicherheit zufällt, obwohl die Politiker in beiden Kategorien zumindest in jedem Wahlkampf gleich hart arbeiten.

Der Einwand gegen überdurchschnittliche und vor allem gegen hohe Leistungsbezahlung mit dem Hinweis auf da und dort willkürlich herbeigeführte oder systemabhängige Ungleichheiten in der Chance des Zugangs zu einem Arbeitsplatz hält nicht stand, weil gerade in dem Beruf, wo dieser Einwand besonders gern gegen die übrige Arbeitswelt erhoben wird, nicht die geringste Sensibilität gegenüber dem genau entsprechenden Umstand im eigenen Beruf erkennbar ist.

Aber auch ein anderer Einwand gegen Leistungsbezahlung aufgrund von möglichst genauen, laufenden und deutlich differenzierenden Leistungserfassungen hält nicht stand. Es ist der folgende Einwand, abgeleitet aus dem Gleichheitsgehalt, dem Egalitarismus von Sozialstaatlichkeit und ihrer Solidargemeinschaft. Selbst wenn in einem Betrieb bei einer bestimmten Arbeit gegen die technisch mögliche Leistungserfassung methodisch nicht viel eingewandt werden kann, gilt sie manchen Kritikern als sozialmoralisch anfechtbar, weil es in der gesamten Arbeitswelt, vielleicht im selben Betrieb, eben auch Leistungserbringungen gibt, die so beschaffen sind, daß bei ihnen eine gleich strenge Leistungserfassung unmöglich oder zumindest ungenau bleibt. Das Problem läßt sich mit einem Beispiel aus der Prüfungspraxis veranschaulichen.

Alle diejenigen Studenten, deren Fächer die Prüfungsmethode der Mehrfachwahl-Fragenlisten nicht zulassen, die also sich weiterhin schriftlich und mündlich in freier Gestaltung äußern müssen, ehe sie die Eins, Zwei oder Vier erringen, könnten sich über den Gerechtigkeitsunterschied im Hinblick auf jene Studenten beschweren, deren Fächer, wie bei den Medizinern, praktisch nur noch mit „multiple-choice"-Tests geprüft werden.

Aber umgekehrt könnten sich auch die Mediziner über die Benachteiligung im Vergleich mit jenen Studenten beklagen, die heute noch im Genuß des persönlich bekannten Prüfers und der Möglichkeiten der freien Rede belassen worden sind. Niemand wird aber, so hoffe ich jedenfalls, die Forderung aufstellen, daß an den Hochschulen überhaupt jegliche Art von Abschlußprüfung und Benotung einzustellen sei, weil die Ungleichheit zwischen den Studenten, die traditionell, und denen, die mit Mehrfachwahlfragebögen geprüft werden, nicht aufgehoben werden könne – und weil die von jeder Seite vorgebrachten Argumente für unser Gefühl gleich überzeugend aussehen.

Verblüffenderweise nimmt die Bevölkerung auch das paradoxe Reformergebnis sorglos hin, daß in der Ausbildung zum Mediziner und zum Juristen nun vollkommen verschiedene Motivationsaspekte ins Spiel gekommen sind; den sogenannten Einser-Juristen gibt es ja noch.

Wenn es für manche auf den ersten Blick auch so aussehen mag, ich glaube nicht, daß gerade ein weit ausgebauter Sozialstaat logisch und moralisch tragfähige Argumente hergibt, um die Leistungsbezahlung in Frage zu stellen. Und zwar aus folgendem Grund:

Bekanntlich gilt jeder Tadel, gilt jede Kritik an der relativ leichten Ausbeutbarkeit, am Mißbrauch der Möglichkeiten des Sozialstaates und seiner Solidargemeinschaft als unfein, als unsozial, als unfair. Vielmehr, so hört man immer wieder, muß ein Sozialstaat so tolerant, so großzügig und elastisch sein, daß er eben auch die verschiedenen bekannten Mißbräuche hinnimmt und keinesfalls durch harte Kontrollen einzudämmen sucht, die im Erlangen seiner Leistungen durch Personen bestehen, die ganz offensichtlich dazu nicht berechtigt sind. Eine dank des Datenschutzes in ihrer Zahl unbekannte, aber nach Pressemeldungen offenbar vorhandene Reihe von Studenten hat beispielsweise die Lücke im System entdeckt, die es ihnen gestattet, gleichzeitig an mehreren Hochschulen Bafög zu beziehen.

Dazu Konrad Adam in der Frankfurter Allgemeinen Zeitung am 15. 12. 1982 unter dem Titel „An der Uni Geld verdienen“: „Die Parteien, die ständig neue Rechtsansprüche entdecken, die Interessenvertreter, die sich beim Hearing als Sachverständige gerieren, die Demonstranten, die Bildung mit einer Sozialleistung verwechseln, haben dazu ebenso beigetragen wie die Hochschulen, die bei der Immatrikulation großzügig sind und auf das Original der Hochschulzulassungsberechtigung verzichten.

Der laxe Brauch der Behörden, die sich mit einer Kopie zufriedengeben, kann in Verbindung mit der Findigkeit cleverer Leistungsempfänger dazu führen, daß sich ein Anspruchsberechtigter ein dutzendmal einschreibt – und ein dutzendmal Bafög bezieht. Dies ist natürlich einer jener gerichtlich zu verfolgenden und zu bestrafenden Mißbrauchsfälle, vor deren Verallgemeinerung der Präsident des Deutschen Studentenwerks zu Recht gewarnt hat. Seine Warnung klänge allerdings überzeugender, wenn die von ihm vertretene Organisation alles daransetzen würde, um die Möglichkeit zu beseitigen, durch die formale Teilnahme an einer der Bildung gewidmeten Veranstaltung Geld zu verdienen. Wäre dieser Fehler, mit dem das Bafög zum Mißbrauch förmlich einlädt, aus der Welt geschafft, dann könnten alle Seiten darauf verzichten, mit eilig und gezielt vorgenommenen demoskopischen Umfragen ihre bildungspolitischen Grundsätze zu bemänteln."

Es gibt auch einen illegal vertriebenen Bestseller mit dem Titel „Wege zu Wissen und Wohlstand. Lieber krankfeiern als gesundschuften", auf dessen Beschaffbarkeit der „Spiegel" hinzuweisen nicht versäumt hat. In dieser Schrift geben anonym bleibende Ärzte raffinierte Ratschläge, wie man Krankschreibungen erschleichen kann, ohne in Gefahr zu geraten, sich allzu unangenehmen oder gefährlichen diagnostischen Verfahren auszusetzen.

Nun sind aber überwiegend gerade jene politischen Kräfte, die derlei mit dem Mantel der Sozialstaatlichkeit freundlich zuzudecken bereit sind, ihrerseits die eifrigsten Kritiker des Umstandes, daß in manchen Bereichen der Arbeitswelt individuelle Leistungen registriert, gemessen, gewogen und verschieden hoch bezahlt werden. Es stört diese Kritiker und Zweifler, daß nicht alle Arbeitnehmer in gleicher Weise an diesem Entlohnungsverfahren teilnehmen können und vielfach es auch gar nicht wollen. Diese beiden Standpunkte sind aber im Widerspruch zueinander. Wenn man aus Menschenliebe den Sozialstaat so eingerichtet lassen möchte, daß es für Individuen nicht allzuschwer ist, von ihm Leistungen zu bekommen, die einem nicht zustehen, dann hat man sich mit dem Zustandekommen von Ungleichheiten eben auch einverstanden erklärt. Oder leben wir vielleicht bereits in einer Epoche, in der von vornherein die Ungleichheit dank persönlicher Mehrleistung und besonderer Fähigkeiten eher Anstoß erregt und Probleme erzeugt als die Ungleichheit, die einzelne Personen dadurch erlangen, daß sie den Sozialstaat rücksichtsloser in Anspruch nehmen als die Mehrheit der Bürger?

Politisch mag sich eine solche Position vielleicht gelegentlich bezahlt machen, aber es ist unaufrichtig, so zu tun, als ob diese Position einem konsequenten Gerechtigkeitsgefühl und einem strengen Gleichheitsideal entspränge.

4.
Die manipulierte Schadenfreude

Jede Veränderung im Gefüge der Institutionen und Organisationen einer Bevölkerung, jede sogenannte gesellschaftliche Reform, die mit Gesetzeskraft und mit den Zwangsmitteln des Staates vor sich gehen soll, müßte stets folgendem Test unterworfen werden: Wieviel an dieser Reform dient dem ehrlichen Wunsch, eine auf andere Weise nicht erzielbare Verbesserung der Lebensumstände eines genau definierbaren Bevölkerungsteils zu erreichen, und wieviel entspringt in Wirklichkeit der Absicht, lediglich die Illusion einer Verbesserung bei den einen dadurch zu erzeugen, daß man die Lebens- und Berufsbedingungen für einige andere betont verschlechtert.

Die Entwicklungen und Bestrebungen in der Bundesrepublik haben jedoch leider die Richtigkeit des uralten Sprichwortes bestätigt, wonach die Schadenfreude die reinste Freude ist. Je buchstäblicher, je uneingeschränkter das Gleichheitsideal in einer Gesellschaft zur letzten Instanz wird, desto mehr wird Politik zur bloßen Manipulation von gegenseitiger Schadenfreude. Und zwar aus folgendem Grund: Der Politiker, der unter dem Zwang steht, einer Mehrheit seiner Wähler irgendeine spürbare Verbesserung zu schaffen, versucht von Jahr zu Jahr mehr, den politischen Nutzen seiner Reform auf jeden Fall dadurch zu sichern, daß er mit dieser Reform auch auf die Schadenfreude einer Mehrheit spekulieren kann. In ihrer Sonne, so rechnet er, werden die Stimmen bis zur nächsten Wahl heranreifen, selbst wenn die Reform an Nettoverbesserungen für die Begünstigten nichts Wesentliches gebracht hat, selbst wenn sie eine Verschlechterung bedeutet. So ist es z. B. leicht gewesen, den Professoren an vielen

Hochschulen und bald danach den Studienräten an den Gymnasien in der Oberstufe Arbeitsbedingungen zu bescheren, die für jeden anderen Arbeitnehmer, nicht zuletzt von den Gewerkschaften, als völlig unzumutbar bezeichnet würden. Ein großes Behagen über die Abschaffung angeprangerter Privilegien einer esoterischen Elite breitete sich in den 70er Jahren aus, aber die Studienmöglichkeiten oder die Erfolgsaussichten der Hochschulabsolventen sind dadurch eindeutig schlechter geworden.

Wenn immer ein Berufsstand in der gegen ihn gerichteten Reform das Motiv des Neides erkennt, herausgewachsen aus einer in manchen Massenmedien nachweisbaren Neidhetze, wird ihm – betulich oder bedrohlich von manchen Publizisten – entgegengehalten, das sei doch völlig unmöglich; es spreche geradezu von einem paranoiden Verfolgungswahn, wenn man ein so ganz seltenes und unmenschliches Motiv wie den nackten Neid als eine Triebfeder in einer doch so gutgemeinten Reform erblicke.

Das heißt: An das Neidgefühl wird appelliert mit Hilfe einer Rhetorik, in der ein argloser Beobachter des Zeitgeschehens die vom Politiker dem Neid zugedachte Rolle gar nicht ohne weiteres erkennen kann. Die Freisetzung, die Aktivierung eines in bestimmte Richtung lenkbaren Neidgefühls – mit einer latenten Aggressivität – erhofft man sich vor allem durch die Verwendung eines zurechtgestutzten Begriffes. Sobald heute das Wort *„Gerechtigkeit"* oder *„Ungerechtigkeit"* erklingt, sollen alle Menschen guten Willens – so das Diktat des Zeitgeistes – alle im Blickfeld beobachtbaren Verschiedenheiten unter den Menschen als gleichheitswidrige Verstöße gegen das Gleichheitsgebot empfinden.

Die publizistische Verwundbarkeit der Ärzte

Mit dem Machtwechsel von 1969 in Bonn, aber auch als Folge der Kulturrevolution seit Mitte der 60er Jahre, kam es in den 70er Jahren zu einer immer penetranteren Diffamierung des ärztlichen Berufes. Bereits 1973 ordnete ein Leitartikel der Frankfurter Allgemeinen Zeitung diese Tendenz in den allgemeinen Rahmen ein:

„Noch verständlicher ist die Abwehr (durch die Ärzte) einer denunziatorischen Ideologiekritik bei den offensichtlichen faustdicken Eigenideologien der Kritiker selbst, früher diktiert vom sozialen Neid gegenüber einer geschlossenen Berufsgruppe mit hohem Sozialprestige und überdurchschnittlichen Einkünften, heute bestimmt durch militante Aggressionen gegen die bürgerliche, liberale Gesellschaft und eine ihrer traditionellen, jetzt vielleicht sogar letzten Spitzenfiguren, den Arzt." (Frankfurter Allgemeine Zeitung, 2. Mai 1973, S. 7)

Seit bald 20 Jahren befinden sich die Ärzte in einem ganz besonderen Spannungsfeld gezielter Neiderweckung. Die allgemeine Schadenfreude, wenn der Gesetzgeber einer Berufsgruppe, die sich aus funktionsbedingten Gründen deutlich von allen anderen Berufen absetzt, irgendwelche vermeintlichen Privilegien nimmt, die jeder Dirigent, jeder Solist eines Instruments vorerst behalten darf, dieses Gefühl neidvoll-boshafter Genugtuung zu erzeugen, macht wenig Mühe. Eine teils raffinierte, teils plumpe Schützenhilfe in manchen Massenmedien trägt das ihre dazu bei. Der *„Spiegel"* zeigte Anfang der 70er Jahre auf der ersten Textseite genüßlich Plakate, auf denen eine Injektionsspritze mit zahllosen Geldscheinen auf der Nadel aufgespießt zu sehen war, und setzte darunter die Bemerkung: *„Das Einkommen des niedergelassenen Arztes beträgt 125 000 DM."* Hat man in den Massenmedien je schon die Wiedergabe eines solchen Plakates etwa mit dem Stab eines berühmten Dirigenten oder der Schreibfeder eines Großschriftstellers gesehen?

Der Beruf des Arztes ist aber auch deshalb so geeignet für Neiderweckung, weil es einen uralten und verständlichen Ärger darüber gibt, daß man überhaupt in die Lage kommen kann, eine ärztliche Leistung in Anspruch nehmen zu müssen. Auch das schlechte Gewissen kann mitspielen über die eigene Verschuldung einer Krankheit oder eines Unfalls, das sich dann in eine Ressentimenthaltung gegenüber demjenigen wandelt, dessen Leistung man in Anspruch nehmen muß, um sich diese selbstverschuldete Schädigung wieder heilen zu lassen.

So leicht es ist, gegen Ärzte oder bestimmte Fächer der Medizin ein latentes Ressentiment im vorparlamentarischen Raum zu lancieren und zu nähren, so schwer ist es, durch Gesetze die Erbringung der ärztlichen Leistung so zu verändern, daß es bei der Mehrheit der Patienten zu einem echten Nettozuwachs an Heileffekt und Annehmlichkeit kommt.

Im Bereich der ärztlichen Berufsausübung staut sich aber als soziale Besorgtheit getarnter Neid gegen zwei verschiedene Personenkreise auf: einerseits an den Ärzten, soweit sie noch eine Leistung gegen ein variierbares privat berechnetes Honorar verabreichen können, andererseits an den Personen, die eben diese Leistung als Privatpatienten entgegennehmen können, oft genug ja nur, weil sie eine private Zusatzversicherung gewählt haben, deren Kosten wegen sie auf irgendeinen anderen Konsum verzichten. Beide aber, der Arzt und der Privatpatient, so lautet die Anklage, würden in einer Art Verschwörung die sogenannte Klassengesellschaft im Wartezimmer fortpflanzen.

Das an diesem neuralgischen Punkt provozierte Unbehagen läßt sich aber bestimmt nicht in alle Zukunft auf das Gebiet der Gesundheitspflege begrenzen. Es wird am Ende in Kanäle fließen, über die es zu einer grundlegenden Veränderung des Verhältnisses zwischen Leistungserbringer und Leistungsempfänger in vielen Bereichen kommen müßte.

Der Privatpatient als Ärgernis

Oberflächlich betrachtet nimmt es sich so einleuchtend aus: Wie unsozial, wie unanständig ist es doch, daß bei einem so elementaren menschlichen Bedürfnis wie der persönlichen Gesundheit nicht alle ausnahmslos die buchstäblich gleiche, vor allem auch subjektiv gleiche Bedürfnisbefriedigung erhalten! Logisch läuft die These darauf hinaus, daß zum mindesten aus subjektiven Gefühlen der Benachteiligung bei jedem der Heileffekt gekürzt würde, solange ihm durch den Kopf gehen kann, um wieviel besser es irgendein Privatpatient irgendwo habe. Mit der gleichen Begründung lassen sich dann natürlich auch alle Privatschulen abschaffen.

In England hat man das mit diesem Argument auch gefordert, weil jeder Schüler einer noch so guten öffentlichen Schule beim Lernen durch das bloße Wissen um die Existenz von Privatschulen beeinträchtigt würde.

56

Die These, daß alle Einwohner, um die gleiche *„Gesundheits-chance"*, die gleiche Überlebenschance zu haben, die nahezu gleichen ärztlichen Leistungen zum Nulltarif als reine Sachleistungen ohne irgendeine individuelle Kostenbeteiligung haben müßten, ist im Grunde genommen absurd, wenn man an alle anderen Faktoren denkt, die zu einem großen Chancenunterschied in der individuellen Gesundheit führen. Wer hat die gleichen Überlebenschancen, wenn man heute noch zwischen einem Sicherheitsauto und dem Besteigen eines Motorrades wählen kann? Wer hat die gleichen Überlebenschancen in Ländern, wo es nicht zu einer gesetzlichen Pflicht kommt, Anschnallgurte im Kraftfahrzeug grundsätzlich immer zu tragen? Wenn die Eltern nicht gesetzlich verpflichtet werden, weil die Politiker sich nicht trauen, die verschiedenen heute möglichen und erprobten immunisierenden Schutzimpfungen gegen Kinderlähmung, Tetanus usw. vorzunehmen. Wenn jeder die Freiheit hat, sein Leben als Raucher oder Nichtraucher zuzubringen? Die hier bereits vorgegebenen Ungleichheiten in den Lebens- und Gesundheitschancen, ich habe nur einige aufgezählt, sind sicherlich weitaus größer als das, was die wenigen Privatpatienten je an behaupteter Verzerrung ins Chancengefüge des Gesundheitswesens bringen können.

Außerdem haben wir es mit einer ganz willkürlichen Ausklammerung, ja einer Diskriminierung des Zustandes Kranksein zu bestimmten politischen Zwecken zu tun. Schließlich ist die bestmögliche Verteidigung vor Gericht durch den mir persönlich sympathischen und vertrauenerweckenden Rechtsanwalt in manchen Fällen noch viel wichtiger und entscheidender als irgendeine ärztliche Routineleistung. Es wäre also folgerichtig, den Unterschied zwischen Pflichtverteidigung und freier Anwaltswahl aufzuheben.

Die Rechtsanwälte könnten dann zu Staatsangestellten mit 40-Stunden-Woche und einem Einheitsgehalt gemacht werden, und jeder Einwohner müßte als Teil seiner Sozialversicherung auch noch eine Pflichtrechtsschutzversicherungsprämie an den Staat abführen. Vielleicht würde so mancher, der den Arzt als freien Beruf für überlebt, für unzeitgemäß hält, doch nachdenklich werden, wenn er als Anwalt nur mehr einen Staatsbeamten zugeteilt erhielte. Im übrigen ist oft genug das Arzt-Patienten-Verhältnis auch juristisch-forensisch bedeutsam.

Die persönliche Freiheit, gerade auch in Lebenskrisen jeder Art, eines Menschen in einer Gesellschaft ist unabdingbar an die möglichst große Zahl und die Bewegungsfreiheit aller freien Berufe in einer Gesellschaft geknüpft, vor allem dann, wenn der einzelne sich gegen eine staatliche, politische Instanz wehren muß. Wüßten wir nicht längst aus der sozialwissenschaftlichen Erforschung des Neidverhaltens, daß der Neid in der Regel um so ansteckender und bösartiger wird, je kleiner die Unterschiede, je unbedeutender die tatsächlichen Folgen des beneideten Umstandes sind, dann wäre es verwunderlich, weshalb die wenigen Prozente der Bevölkerung, die noch als Privatpatienten in Erscheinung treten, solch leidenschaftlichen Reformeifer provozieren. Was immer diese Personen, oft genug mittels eines Konsumverzichts, sich an Zeitersparnis, an persönlicher Note, an netterer Umgebung im Zustand des Krankseins kaufen können, würde nämlich mit Sicherheit für einen nicht minder großen Personenkreis von politischen Funktionären, von öffentlichen Würdenträgern immer zur Verfügung stehen, aber bei diesen eben ohne persönlichen Konsumverzicht. Außerdem ist der heute mit der bloßen Pflichtversicherung zufriedene Bevölkerungsteil in keiner Weise mehr mit dem Bevölkerungsteil vergleichbar, für den vor 100 Jahren die gesetzliche Krankenversicherung eingeführt worden ist.

Es gehört überhaupt zu den merkwürdigsten blinden Flecken des politischen Lebens, daß man z. B. auf der einen Seite unser Bildungswesen unter Berufung auf die seit der Mitte unseres Jahrhunderts eingetretenen sozialen, beruflichen, technischen usw. Wandlungen radikal ändern zu müssen glaubte, auf der anderen Seite aber bei der Krankenversicherung und ihrem institutionellen Apparat, ihrem Grundmuster nicht um eine Haaresbreite von dem Prinzip und der Struktur abweichen zu können glaubt, die vor einem Jahrhundert für einen kleinen Teil der Arbeitnehmerschaft geeignet gewesen sein mögen.

Manche sprechen von der „*Verteilungsgesellschaft*". In dieser könne die ärztliche Berufstätigkeit grundsätzlich nicht so bleiben, wie sie sich in der Geschichte entwickelt habe. Gerade als Soziologe mißtraue ich Begriffsbildungen wie Verteilungsgesellschaft, Freizeitgesellschaft oder Bildungsgesellschaft. Es war der Soziologe Ralf Dahrendorf, der 1964 seinen Senkrechtstart in die hohe Politik mit der Begriffschöpfung Bildungsgesellschaft einleitete –: der *„Bildungsgesellschaft"*, die wir dann seit Mitte der sechziger Jahre fieberhaft anzustreben und auszustatten bemüht waren, eine Utopie, die uns heute auf den Trümmern einer Bildungsreform traurig in die Zukunft blicken läßt.

Es ist auch kurzsichtig, wenn man einerseits aus dieser behaupteten neuartigen *„Verteilungsgesellschaft"* (mit auf den Nulltarif getrimmten *„neuen"* Menschen) eine grundsätzliche Veränderung der Arzt-Patienten-Rolle ableitet und kategorisch deterministische Hypothesen aufstellt. Auf der anderen Seite aber nicht auf den Gedanken kommt, aus der unbestreitbaren sozialökonomischen und bildungsmäßigen Veränderung der Bevölkerung seit 1886, an dem Apparat der gesetzlichen Krankenversicherung, der viel direkter mit dem übrigen gesellschaftlichen Gefüge zusammenhängt, radikale Änderungen zu verlangen. Das wäre soziologisch die eigentlich naheliegende Forderung. Ich glaube nämlich nicht, daß der krank gewordene Mensch (nicht einmal der Mensch, der aus frivolen Gründen, wegen Bagatellbeschwerden, zum Arzt geht) die alte Rolle des Arztaufsuchenden, die Rolle des Patienten, des Ratsuchenden wegen des Wandels seiner Gesellschaft in dem Maße verändern wird oder verändert erleben wird, wie es einige behaupten.

Es leuchtet auch nicht ein, weshalb der von den meisten Ärzten in der Bundesrepublik ohnehin bereits in einem quasi-öffentlichen Sektor erbrachte Teil ihrer Leistungen obendrein noch als Begründung dafür dienen kann, daß die Ärzte im Zuge des Fortschritts am Ende auch noch auf den kleineren Teil ihrer Tätigkeit im privaten Sektor verzichten müssen. Man könnte nämlich mit der gleichen Logik auf diese Weise auch den freien Architekten, den freien Statikern und Bauunternehmern das Wasser abgraben, indem man erstens das Wohnen zu einem Grundbedürfnis erklärt, was es sicherlich ist, und zweitens es für unsozial erklärt, daß Architekten noch Privatpersonen als Kunden haben, weil sie doch als Architekten einen großen Teil ihrer beruflichen Leistung bereits für gemeinwirtschaftliche oder gemeinnützige Wohnungsbaufirmen oder den sozialen Wohnungsbau einsetzen.

Selbstverständlich ist unbestritten, daß es für jeden Menschen nichts Wichtigeres gibt als seine körperliche und seelische Gesundheit. Aber gerade dann ist es doch für das Empfinden eines jeden Menschen in gleicher Weise überzeugend zu sagen: *a*) deshalb müssen alle in genau gleicher Weise zum Nulltarif heilkundliche Leistungen entgegennehmen oder *b*) weil alles den eigenen Körper, die eigene Seele, die Gesundheit Betreffende so sehr den Kern unserer Persönlichkeit, unserer Existenz berührt, gerade deshalb muß hier unbedingt für jeden einzelnen die Freiheit erhalten bleiben, selbst zu entscheiden, ob er Mittel von anderen Ausgabengebieten abzweigt, um sich durch Zusatzversicherung oder durch Sparen die heilkundliche Leistung als Privatpatient zu besorgen.

Das heißt, je näher eine Dienstleistung oder eine Ware dem Leben des Individuums steht, desto unentscheidbarer wird die Frage, ob es deshalb allein nur noch eine allgemeine gleiche, öffentliche nulltarifliche oder gerade deshalb auch die Freiheit zur privaten Befriedigung des Bedürfnisses geben soll.

Die selektive Neidpolitik

Die Ärzte in den westlichen Demokratien werden sich immer wieder wellenartig einer auf Neiderregung zielenden Darstellung, einer Diffamierung ihres Berufes in manchen Massenmedien und politischen Äußerungen gegenübersehen, und es kann nicht als Trost gelten, daß auch die Rechtsanwälte, die Steuerberater, die Notare, die Architekten, ja alle freien Berufe an die Reihe kommen werden. Verschont bleiben werden nur die künstlerischen Berufe. Anstoß und Neid erregt also offenbar nur die leistungsabhängig honorierte Erbringung solcher Leistungen, bei denen es sich anscheinend um unvermeidbare Bedürfnisse eines Menschen handelt. Nur hier vermuten Politiker offenbar einen Stimmengewinn durch demonstrative Radikalkuren an einem freien Beruf. Allerdings, manche Berufe übersehen die Politiker. Wenn z. B. einige Notare zufällig an einem Ort ihre Kanzlei haben, wo sich eine große Bausparkasse befindet, die routinemäßig notarielle Beglaubigungen der verschiedenen Transaktionen zwischen Bausparer und Bausparkasse braucht, so bringt dies, neben allen sonstigen Einnahmen, jedem Notar am Ort Umsätze, die in einem Ort ohne Bausparkasse nicht erzielbar sind.

Je mehr die ständige Verkürzung der Arbeitszeit als sozialer Fortschritt gilt, desto störender ist für die politische Optik das Vorhandensein von Berufen, in denen einzelne durch längere Arbeitszeit auf die Höhe ihres Einkommens Einfluß nehmen. Die egalitäre Ideologie verlangt am Ende eine Gesellschaft, in der praktisch alle eine gleich kurze Arbeitszeit bei einem möglichst gleichen Realeinkommen haben werden.

Die Berufung auf die eigene längere Arbeitszeit ist aber keine erfolgversprechende Methode, um sich gegen eine Neidkampagne zu wehren.

Der Mensch, der regelmäßig intensiver und länger arbeitet als ein anderer Mensch, ist nämlich dann schon ein Vorwurf, ein Ärgernis, wenn seine Mehrarbeit, seine besondere Leistung keinen nennenswerten zusätzlichen Gewinn abwirft. So gehört es bei einigen besonders neidzerfressenen und neidgehemmten Naturvölkern zum guten Ton, sich gegenseitig zu bestätigen, daß man so gut wie gar nicht arbeitet. Ich bezweifle, ob es eine kluge Öffentlichkeitsarbeit war, als einmal Ärzteverbände einer Hetzkampagne in einigen Massenmedien mit teuren Inseraten in eben diesen Medien zu begegnen suchten, in denen sie über ihren langen, schweren Arbeitstag berichteten; ganz abgesehen davon, daß es auch immer Zeitgenossen geben wird, die sich 60, 70 Stunden pro Woche glücklos mit einem Gewerbe abplagen, das nicht sonderlich viel einbringt. Man sollte sich auch keinen Illusionen darüber hingeben, daß die Ärzte jemals ihre Nützlichkeit für die Neidrhetorik der Politiker verlieren könnten. Nur zwei Beispiele aus jüngerer Zeit:

Wer am 11. November 1982 im Hörfunk der Bundestagsdebatte folgte, konnte gegen 14 Uhr eine gellende Frauenstimme hören, die vor dem Plenum von 25 Milliarden DM hinterzogenen Steuern sprach und eben diesen Satz mit der Frage schloß: weshalb ist die Teilnahme eines Arztes oder Zahnarztes an einem Fortbildungslehrgang in Davos steuermindernd? Ja und? Wo bilden sich denn unsere Politiker laufend fort, restlos auf Kosten anderer? Willy Brandt, bei dem es in Sachen Wirtschaftspolitik und Dritte Welt noch nicht einmal ein Grundwissen für etwaige Fortbildung gab, zog mit seiner Nord-Süd-Kommission von Luxushotel zu Luxushotel rund um den Erdball und plant das auch weiterhin.

Am 15. November 1982 entbot der Erste Bürgermeister Klaus von Dohnanyi in Hamburg einem 1000-Teilnehmer-Kongreß das obligate Grußwort. Es handelte sich um Führungskräfte aus der Wirtschaft, aber schon nach einer Minute kam der Nadelstreifensozialist zu seinem Lieblingsthema:

„Daß der viel gerühmte und auch viel beneidete Zahnarzt auf ein Bruttodurchschnittseinkommen von rund 25 000 Mark im Monat kommt, ein Pfarrer mit mindestens der gleichen Arbeitszeit eines Zahnarztes auf DM 4000,– und eine Hebamme, die auf dem Lande jede Nacht herausgerufen werden kann, im Schnitt auf 2500 DM kommt, sagt das nichts aus über die relative Bedeutung der Leistungen dieser Personen oder dieser Berufsgruppen.

Es sagt etwas aus über die Verteilung von Einkommen in dieser Gesellschaft und doch würde niemand von uns wagen, zu sagen, der Zahnarzt sei wichtiger als der Pfarrer oder als die Hebamme, ebenso vielleicht wie man es umgekehrt sagen kann. Das heißt, die wirkliche Aufgabe, die uns immer wieder trifft, nämlich Einkommensverteilungen unter unvergleichbaren Berufsgruppen zu betrachten, ist, so scheint mir, eine fast unlösbare und ungewöhnlich schwierige Aufgabe in jedem Fall."

Nach einigen Zwischenbemerkungen ging es im Grußwort weiter: *„Ich meine, die Erklärung eines Versuches nach mehr Gleichheit in der Gesellschaft in erster Linie mit dem Element Neid läßt sich sowenig halten, wie die Erklärung des Suchens nach materiellen Anreizen mit dem Stichwort Gier ... Der Neid ist nicht der einzige Trieb, der den Menschen zu mehr Gleichheit, mehr Gleichberechtigung treibt."*

Gewiß: vielleicht nicht der einzige, aber sicher der für den Politiker, wie er glaubt, nützlichste Trieb, den er für sich einzuspannen sucht. Weshalb setzt er denn stets die Ärzte an die Spitze seiner Vergleiche, wenn solche schon sein müssen, und nicht zur Abwechslung einmal Politiker oder Staatsopernintendanten?

Andreas von Schoeler (damals FDP) schloß 1975 sein Jurastudium ab, 1976, mit 28 Jahren, wurde er Parlamentarischer Staatssekretär in Bonn, mit etwa 20 000 Mark im Monat. Sein Abiturkamerad, der Mediziner, fing zu dieser Zeit erst an, sich Sorgen darüber zu machen, wo er sich den Kredit in Höhe einer halben Million DM oder mehr für die Praxisgründung beschaffen könne. Ein Theologe, ein Jurist, frisch vom Examen weg, fing 1976 bestenfalls mit monatlich 3000 bis 4000 DM an.

Vollkommen abwegig ist es natürlich, freie Berufe mit fixen Positionen, also Arzt und Pfarrer, einkommensmäßig zu vergleichen, abgesehen davon: ich habe noch nie gehört, daß jemand einen erfolgreichen Kunstfehlerprozeß gegen seinen Pfarrer angestrengt hätte. Und eine hochschwangere Touristin, die es in exotische Gegenden verschlagen hat, könnte sich der einheimischen Hebamme guten Mutes anvertrauen, selbst im Busch. Hingegen habe ich Zweifel, ob Klaus von Dohnanyi im Fall von Zahnbeschwerden sich notfalls dem Medizinmann eines Naturvolkstamms anvertrauen würde, statt den nächsten Jet zu seinem 250 000-Mark-im-Jahr-Zahnarzt in Hamburg zu nehmen, für eine Wurzelbehandlung etwa.

Was den Neid bei solchen Einkommensvergleichen am Brodeln hält, ist auch eine irreführende Terminologie. Politiker und Ökonomen reden seit einem halben Jahrhundert stets von Einkommensverteilung (income distribution), obgleich es korrekt wäre, von Einkommensstreuungen (income scattering) zu sprechen. Das Wort „verteilen" täuscht eine vorgegebene, unanfechtbare letzte Instanz vor, die über verschiedene Einkommenhöhen befände und die vom Politiker korrigiert werden müsse. Nun muß man sich aber fragen: weshalb glaubt ein Politiker, daß die durch ihn, durch seine Partei, durch eine Parlamentsmehrheit vorgenommene oder angekündigte Schlechterstellung, beispielsweise der „Besserverdienenden" oder der kinderlosen Eheleute, hinsichtlich der Inanspruchnahme progressionsmildernder Paragraphen im Einkommensteuergesetz, automatisch bei den davon *nicht* betroffenen Begeisterung auslöst und ihm ihre Sympathie einbringt? In vielen Fällen bleiben ja ihre eigenen Verhältnisse unverändert.

Die Geldströme in den öffentlichen Haushalten sind doch nicht markiert, sie sind unsichtbar. Falls einer unteren Einkommenskategorie tatsächlich ein paar Mark zusätzlich vom Gesetzgeber zugeschanzt werden, kann der einzelne Begünstigte nicht wissen, ob das ein Geld ist, das man irgendwelchen „Großverdienern" abgenommen hat, oder ob es aus den Pfennigen zusätzlicher Steuer auf den Liter Benzin kommt, die er selber, wie alle anderen auch, zu zahlen hat.

Der Lohn des Neides
fehlt meistens in der Urne

Bauen also Politiker, die mit dem mobilisierbaren Neid rechnen, zunehmend auf Sand? Auch die Ergebnisse der amerikanischen Präsidentenwahlen deuten in diese Richtung. Der von fast allen Medien gehaßte und verunglimpfte Richard Nixon errang 1972 den zweitgrößten Sieg in der Geschichte der US-Präsidentschaftswahlen. Die Watergate-Affäre kam erst anschließend in Gang. Es ist für das hier zu untersuchende Phänomen völlig unerheblich, ob die Abneigung der US-Intellektuellen durch Watergate ihre objektive Bestätigung fand oder nicht. Der für die Fragestellung allein entscheidende Sachverhalt ist, daß Nixon 1972 zwar als Amtsinhaber, zugleich aber auch als trostloses Aschenbrödel der wichtigsten Meinungsmacher sowie als der verabscheute militärische Oberbefehlshaber im Vietnamkrieg in den Wahlkampf gegen seinen Herausforderer Senator George McGovern ging, der Wunschkandidat aller Linken der Vereinigten Staaten war.

McGovern selbst baute seine Kampagne, worin sich damals alle Kommentatoren einig waren, auf eine extreme Politisierung der Neidgefühle aller irgendwie zu kurz gekommenen Bürger auf. Die Bewährungsprobe dieser Art von Politik fand, mit Nixon im Weißen Hause, unter optimalen Bedingungen statt, und doch scheiterte McGovern mit ihr.

Das Wahljahr 1976 war in den USA, wie man jetzt weiß, ein atypisches Intermezzo. Seine Kampagne, zweifellos eher neidorientiert als die des amtierenden Präsidenten Ford, brachte Carter nur mit einer hauchdünnen Mehrheit ins Weiße Haus. Und der überwältigende Sieg Reagans im Herbst 1980, zur völligen Bestürzung der US-Linksintellektuellen, war wieder ein klares Indiz, daß die große Mehrheit der Wähler sich in ihrer Präferenz, wenn sie nun einmal zustande gekommen ist, nicht dadurch irremachen läßt, daß man ihnen einen Kandidaten als den Kandidaten der *„Besserverdienenden"* verdächtig zu machen sucht. Wie wird es mit der Politik des Neides weitergehen? 1982, nach dem Münchner Parteitag der SPD, erreichte sie in der Bundesrepublik eine noch größere Intensität, aber sie konnte das Ende

64

der linken Koalition in Bonn nicht mehr aufhalten. In Wirklichkeit bringt die Politik des Neides nämlich bei weitem nicht so viel, wie sich Politiker regelmäßig erhoffen. Es ist aber nicht anzunehmen, daß linke Politiker diese Lektion je lernen werden. Besorgniserregender ist jedoch, daß auch konservative Parteien in dieser Hinsicht nicht einmal aus ihren Erfolgen etwas zu lernen scheinen: Kaum hatte die CDU in Bonn die Regierung übernommen, fand sie auch schon wieder an einer partiellen Politik des Neides Gefallen – siehe den albernen Streit mit der FDP über die Nichtrückzahlbarkeit der Zwangsanleihe. Man darf deshalb nicht müde werden, folgende Tatsachen immer wieder zu betonen: Seit 1972 haben binnen- und weltwirtschaftliche Veränderungen stattgefunden, die eine Politisierung des Neidgefühls begünstigt haben: Es gibt weniger zu verteilen, die Arbeitslosigkeit bleibt hoch, die Folgen der expansiven Bildungspolitik sind erkennbar, der Ausblick in die Zukunft ist ungewiß bis düster. Die siebziger Jahre hätten für eine Politik des Neides bessere Bedingungen bieten müssen als die sechziger Jahre. Die linksstehenden Parteien haben diese Lage auch auszunutzen versucht, aber brachte ihnen das am Wahltag Gewinne? Ist das Kalkül mit dem latenten Neid immer – oder in der Mehrheit der Länder – in der Wählerschaft aufgegangen?

Obgleich auch CDU und FDP immer wieder mit Programmpunkten liebäugeln, die das Neidgefühl politisch verwerten sollen, versprechen sich die SPD und ihre publizistischen Helfer weitaus mehr von einer Politisierung des Neidgefühls als die anderen Bundestagsparteien. Man darf auch annehmen, daß solche Wähler, bei denen das Neidgefühl durch politische Appelle aktiviert wurde, eher zur SPD als zur FDP und zu den Unionsparteien neigen. Trotzdem konnte sich die SPD ihre Bundestagswahlergebnisse nicht wesentlich verbessern. Zwischen 1980 und 1976 blieb ihr Prozentanteil der Stimmen praktisch unverändert, nicht einmal der Traumgegner Franz Josef Strauß änderte daran etwas. Und auch am 6. März 1983 zeigte sich, daß die Appelle an Neidgefühle, nun aus der Oppositionsrolle völlig hemmungslos geworden, ergebnislos waren.

Zweifel in die Zugkraft einer Politik des Neides erlauben auch einige Landtagswahlen. Eppler hat 1976 und 1980 in Baden-Württemberg viel beharrlicher Neidgefühle zu erwecken versucht als andere SPD-Landesvorsitzende in ihren jeweiligen Bundesländern. Genützt hat es ihm nicht, und so war die Allianz mit den Grünen naheliegend.

Ebenso zeigen andere Wahlausgänge in westlichen Ländern während der letzten zehn Jahre, wie wenig der Appell an den Neid zu bewegen vermag. Verglichen mit der Bundesrepublik oder den USA ist in der britischen Politik die Rolle des Neides viel brisanter, eingefressener und erbitterter. Darüber machen sich Politiker und Sozialwissenschaftler in England, welcher Richtung sie auch angehören, nicht die geringsten Illusionen. Der linke Flügel der Labour Party und die Gewerkschaften insbesondere sind auf eine kompromißlose Neidpolitik eingeschworen, die höchstens noch in Neuseeland und Australien ähnliche Züge aufweist. Aber ausgerechnet in Großbritannien kam in den siebziger Jahren der große Wahlerfolg Margaret Thatchers, die weitaus mutiger als irgendein Parteiführer in anderen westlichen Ländern mit der Parole in den Wahlkampf ging: *„Nieder mit dem Neid! Jeder Mensch hat ein Recht auf Ungleichheit!"* Unbekümmert kündigte sie für ihre Regierungszeit den sofortigen drastischen Abbau der Steuerprogression, den Ausbau des privaten Sektors im Gesundheitswesen, das Beibehalten der Subventionen für private Eliteschulen und ihre Absicht an, weitere Gesamtschulprojekte auf Eis zu legen. Damit hätte sie denkbar wenig Aussichten haben dürfen, die Wahl zu gewinnen, doch es kam ein Erdrutsch zugunsten der Konservativen im Frühjahr 1979. Am 9. Juni 1983 hätte Margaret Thatcher für eine Politik des Neides noch verwundbarer sein müssen, aber der Erdrutsch der Stimmen fiel wieder zu ihren Gunsten aus, wenngleich diesmal noch andere Faktoren hinzukamen, die 1979 fehlten.

Nicht ganz so sensationell, aber ebenfalls mit der Niederlage der jeweiligen Partei des Neides gingen 1975 und 1980 die Wahlen in Australien und Neuseeland aus.

Siege hatten die Politiker des Neides Anfang der 80er Jahre im wesentlichen in Frankreich und Griechenland aufzuweisen, dann auch in Spanien, dafür aber weniger in Portugal. In den Niederlanden, in Belgien, in Dänemark und Norwegen erwies sich der Trend: mit dem Appell an Neidgefühle schneidet man bei Wahlen keineswegs immer gut ab, selbst wenn die schlechten wirtschaftlichen Verhältnisse es eigentlich erwarten ließen.

5.
Grundriß der Anatomie des Neides für die Praxis

Das Phänomen Neid

Das Neidgefühl ist ein Urgefühl des Menschen, zu jeder Zeit, in jeder Kultur, unter allen denkbaren Verhältnissen entfachbar. Man vergleiche zwei Beschreibungen des Neides von zwei Beobachtungsposten aus, zwischen denen Welten liegen. Der griechische Kirchenvater Gregor von Nyssa (334–394) sah den Neid so: „Neid, die uranfänglich böse Leidenschaft, der Vater des Todes, der erste Zugang zur Sünde, die Wurzel des Übels, der Ursprung der Traurigkeit, die Mutter des Unglücks, die Grundlage des Ungehorsams... todbringender Stachel, verborgene Waffe, Krankheit der Natur, verderbliches Gift, selbstgewollte Abzehrung... Brand im Herzen... Glück ist nicht das eigene Gute, sondern das Schlechte des Nächsten."

1500 Jahre später beschreibt die Psychotherapeutin Margarete Mitscherlich-Nielsen in einem Aufsatz „Neid und Emanzipation" einen ihrer Patienten. Er ist Student, Mitglied einer Wohngemeinschaft. Er konnte sich immer, „wenn er erlebte, daß eine Frau sich bei ihm glücklich fühlte und noch dazu sexuell zufrieden war", gegen Neidgefühle nicht wehren. Er empfand dann „zunehmend ein untergründiges, ihm selbst unerklärliches Bedürfnis, sich an seinen Freundinnen zu rächen". Sie hätten doch viel mehr von ihm gehabt als er von ihnen. Die Frau „sei völlig glücklich bei ihm gewesen, wogegen bei ihm immer ein Gefühl des Mangels, der Leere, tiefer trauriger Sehnsucht geblieben sei".

Wir sehen also: zum Neid gehört auch der Geiz, die Mißgunst, der Wahn ausgebeutet zu sein. Man kann dem anderen nichts gönnen, selbst wenn es unentbehrlicher Teil dessen ist, was man selbst will und braucht. Das Problem steckt nicht etwa im Kapitalismus, sondern allein im Menschen. Und nur direkt in diesem kann es gemildert werden. Deshalb war der Kern der christlichen Botschaft so folgenreich: Gott ist nicht neidisch, Gott kann nicht auf das Glück des Menschen neidisch sein. Glück und Zufriedenheit ist nie Sünde, wie immer auch die Welt um dich herum aussehen mag!

Das war etwas völlig Neues in der Geschichte der Menschheit. Es setzte beim abendländischen Menschen all die individuellen kreativen Energien frei, aus denen die moderne Welt entstanden ist. Einen Teil dieses Vorganges erfaßte Max Weber zu Beginn unseres Jahrhunderts mit seiner berühmten Hypothese über den Zusammenhang von Protestantismus und Kapitalismus.

Ganz abgesehen davon, daß er als Berufsstand regelmäßig in der Schußlinie für alle Politiker und Publizisten steht, die sich von Neidentfachung etwas versprechen, muß der Arzt in seiner Praxis, im Umgang mit Patienten, immer auch dieses Gefühl in Betracht ziehen. Es kann ein pathogener Faktor im Leben eines Patienten sein, schon lange bevor er zum ersten Mal in der Praxis erscheint; aber es kann auch, eher akzidentiell, erst in der Beziehung zu diesem Arzt anfangen, eine Rolle zu spielen. Eines steht dabei fest: Von sich aus wird kein Patient jemals davon zu reden beginnen. Es gibt also eine ungemein starke und verbreitete Neigung zur Neidverhüllung, zur Neidmaskierung. Es ist aber gerade diese Uneingestehbarkeit des Neidmotivs, die es für den Arzt, für den Psychologen, für den Seelsorger im Umgang mit an Neid leidenden Menschen sehr schwierig macht, auf dieses Problem zu sprechen zu kommen.

Auch in der Literatur fällt auf, unter welchen Schwierigkeiten dies meist geschieht und wie selten. Oft liest man die Schilderung einer Analyse und wundert sich, weshalb Therapeut und Patient noch immer nicht das Neidmotiv berührt haben, obgleich es ganz offensichtlich der Kern des Pudels ist.

Mir haben eine Reihe von klinischen Psychologen, von Psychotherapeuten in der letzten Zeit mitgeteilt, daß wahrscheinlich viele Zustände, die man in der Regel als eine nicht weiter erklärbare Depression einordnet, in Wirklichkeit uneingestandene bzw. uneingestehbare Neidgefühle sind. Man braucht sich darüber nicht zu wundern. Es ist schließlich auch die Frage der Selbstachtung im Spiel: Wenn das Eingeständnis des Neidgefühls nach den Maßstäben jeder Kultur eine moralische Minderwertigkeit oder eine Unzulänglichkeit des Betreffenden signalisiert, dann ist ja auch unter Umständen – jedenfalls glaubt dies der Patient, der Ratsuchende – die Achtung, die der Therapeut oder der Seelsorger für ihn hat, gefährdet. Neider schützt man nicht. Sie sind unheimlich und vielleicht selbst daran schuld, wenn sie Neid an sich nagen lassen, wenn sie mit ihm nicht zurechtkommen. Solche Auffassungen sind verbreitet. Man hat deshalb gerade auch dem Menschen gegenüber, von dem man sich Hilfe und Rat wünscht, eine Heilung erhofft, starke Hemmungen, offen über das Neidgefühl, über sein Zustandekommen und wem gegenüber man es hat, die Karten auf den Tisch zu legen.

Hinzu kommt, wie auch manche Fallstudien zeigen, daß sowohl aus der Sicht des Analysierten als auch aus der Sicht des Therapeuten oft ein Spannungsverhältnis besteht, in dem Neidgefühle des Patienten mitwirken. Der Arzt ist etwas, er hat Autorität, er kann etwas, er gibt etwas, was der Patient eben nicht hat, nicht geben kann. Eine latente Beneidung des Therapeuten darf also in vielen Fällen angenommen werden. Gerade aber in einer solchen Beziehung zwischen zwei Personen spricht man natürlich noch weniger gern über eigene intensive Fähigkeit zum Neiden.

Kürzlich schrieb mir ein Londoner Psychiater, Josef H. Berke, Verfasser mehrerer Bücher und zur Zeit an einem neuen an der Arbeit, das den Neid behandeln wird: *„Ich glaube, daß Depressionen und auch Psychosen wichtige Verteidigungsmechanismen sind, die Individuen gegen den Neid in sich entwickeln. Depressionen und auch psychotische Zustände sind somit auch Indizien für Neid.“*

In dem Buch von Hanna Segal, *Introduction to the Work of Melanie Klein* (The Hogarth Press, London, 1975) steht ein langes Kapitel über das Problem des Neides in der Analyse ihrer Patienten. Darin fällt auf, daß die Autorin Segal in ihrer Rolle als Interpretin von Melanie Klein denkbar qualifiziert sein müßte, dem Neid auf den Grund zu gehen, aber dann doch in der Schilderung einer von ihr selbst ausgeführten Analyse erstaunt zugeben muß, wie spät das Neidmotiv (envy) überhaupt erst zur

Sprache kam. Und in dem Augenblick, da es endlich zur Sprache gekommen war, hatte es sofort katastrophale Folgen für die Patientin. Es kamen eindeutig psychotische Elemente zutage. So unerträglich war es für die Patientin, daß nun zum ersten Mal über ihren Neid gesprochen wurde – daß sie jetzt von dem sprechen mußte, was von Anfang an das eigentliche Problem gewesen war, jedoch mit allen möglichen Begriffen und Bezeichnungen zugedeckt geblieben war *(a. a. O., S. 48, 49)*.

H. Segal entwickelt an dieser Stelle dann den Begriff und ihre Hypothese des *„split-off envy"*, des (zwecks relativer Unschädlichmachung) vom Individuum abgespaltenen (in eine Art Quarantäne gebrachten) Neides und gibt zu, daß sie viel zu spät in der Behandlung dieser Patientin auf dieses Phänomen gestoßen sei. Segal nutzt diesen Befund anschließend für eine komplizierte Theorie über den Zusammenhang von Schuldgefühlen und Neid und meint, falls ein Patient diese Abspaltung eines Neidkomplexes aus seinem Seelenhaushalt erfolgreich bewerkstellige, könne er wohl einigermaßen sein Wohlbefinden wieder erlangen, aber um den Preis einer relativen Verarmung seiner Persönlichkeit.

Auch hier haben wir also wieder einen Beleg für meine Befürchtung, daß wir im Neidgefühl, im Neidproblem, auch durchaus im Sinne der biblischen Auffassung, ein Grundproblem unseres Menschseins vor uns haben, für das es in sehr vielen Fällen keine wirkliche Lösung geben wird.

Neid und Kriminalität

Rings um das Motiv des Neides könnte man eine Weltgeschichte der Kriminalität schreiben. Und wie sich dabei die Bilder gleichen! Immer wieder stehen Menschen vor Gericht, weil sie unersetzliche Kunstwerke in Galerien zerstört haben, zum Beispiel der *„Säureattentäter"* Anfang 1978 in Hamburg. Nach seinem Motiv gefragt, antwortete er: *„Bei mir ging auf einmal alles schief, nichts ist mir mehr gelungen!"* Der Gram also, Stiefkind Fortunas zu sein, wurde zum Tatmotiv.

Solche Fälle sind traurig, aber mit der *„kapitalistischen Leistungsgesellschaft"* des 20. Jahrhunderts haben sie sehr wenig

70

oder nichts zu tun, obschon man das gerne unterstellt. Der Kunstzerstörer ist mindestens so alt wie Herostratos, der 356 v. Chr. den Tempel der Artemis in Ephesus niederbrannte, der damals eines der Sieben Weltwunder war. Sein Motiv? Die Wut darüber, daß niemand von ihm Notiz nahm. Herostratos erreichte sein Ziel weit besser, als er es sich träumen konnte. Keinem Kunstattentäter ist es seither gelungen, seinen Namen auch unsterblich zu machen. Und doch wüten sie weiter, kein Museum, keine Galerie ist sicher vor ihnen. Weshalb? Schließlich könnten sie durch die Stadt laufen und Schwefelsäure auf jedes neue Auto gießen, dessen Preis über 30 000 DM liegt. Im Gegensatz zu Gemälden sind sie unbewacht. Und Schlagzeilen bekäme man auch damit. Doch den vom Leben Enttäuschten täte diese Art von Untat nicht so gut.

Das einmalige, unersetzliche und von aller Welt bewunderte Kunstwerk zieht den Haß der Neider auf sich, eben weil es einmalig ist und bewundert wird. Jedes neue Auto ist durch sein Duplikat fast beliebig ersetzbar, der Rembrandt oder Rubens, der Munch oder Matisse aber ist es nicht. Was den Neider so aufbringt, ist aber wohl nicht allein der Ruhm des Malers. Es ist vielmehr der Ingrim über das vollkommen Gelungene.

Aber auch ganz andere Leistungen ziehen Attentate auf sich, wie der folgende Fall zeigt. Der Tatort war die berühmte Universität Cornell in Ithaca, USA, im Frühling 1967. Es war ein Campus mit damals 13 000 Studenten, aber nur 45 von ihnen waren zugelassen zu einem Sonderprogramm für Hochbegabte, das rasch zum Abschluß mit dem Doktorgrad bringen sollte. In rascher Folge brachen drei Brände aus. Nach jedem gab es ein paar Hochbegabte weniger. Am Ende waren neun Todesopfer zu beklagen. Immer brannte es in den Gebäudeteilen, wo vorwiegend die ausgelesenen Hochbegabten wohnten. Für den Staatsanwalt war dies zuviel des Zufalls. Seine Theorie: der Brandstifter muß jemand sein, dem die Förderung der Hochbegabten ein Dorn im Auge ist.

Als ich ein Jahr nach der Serie von Bränden bei Mr. Van Ostrand, dem Polizeichef von Ithaca, anfragte, ob der Fall nun gelöst sei, schrieb er: *„Bis heute hat es keine Verhaftungen gegeben, aber wir halten uns immer noch an die Theorie des Staatsanwalts."*

Zwar kommen die meisten Morde unter Menschen vor, die sich vor der Tat schon näher kannten, als Verwandte oder Freunde. Auch der Mord aus Neid ist hier keine Ausnahme. Aber es gibt daneben noch den Mord aus Neid am völlig Fremden, am Zufallsopfer. Kurz vor dem Ersten Weltkrieg, 1912, wurde in Berlin ein Massenmörder festgenommen, der von Haß auf die ganz wenigen Automobilisten jener Zeit getrieben war. Abends spannte er auf einer Landstraße zwischen zwei Bäumen ein Drahtseil, genau in der Höhe, um Autofahrer in ihren offenen Karossen zielsicher zu enthaupten.

Was dem Mann 1912 die winzige Minderheit der Autofahrer gewesen war, nämlich ein „Dorn im Auge", das können 1983 offenbar die zu einem Medizinstudium zugelassenen Menschen für anonyme Täter sein. Im Februar 1983 kam es zu einem Giftmordanschlag an der Universität Würzburg, gezielt auf die Erstsemester unter den Medizinstudenten. Sie fanden nach einer Vorlesung im Würzburger Kollegienhaus Flaschen mit Orangensaft, die ein „Spender" als angebliches Geschenk für die Erstsemester dort aufgestellt hatte. Der Saft enthielt das giftige Schwermetall Thallium. Der Täter traf allerdings nicht nur Medizinstudenten, sondern auch Jurastudenten. Ein Student starb sofort, etwa ein Dutzend andere haben schwere, zum Teil lebenslängliche Schäden erlitten.

Das unerörterbare Motiv

Alle Aussagen zum Neid, die wir bei den Schriftstellern aller Zeiten und in den Redensarten aller Völker finden können, betonen, daß der Neider seinen Neid vor anderen Menschen, vor allem aber vor dem Beneideten, in der Regel verborgen hält: der Neid ist das am sorgfältigsten geheimgehaltene Motiv der Menschen. Deshalb ist es so gefährlich, so oft verkannt, wird so leicht verdrängt oder unterschätzt. Aber weshalb verbirgt jeder eigenen Neid, löscht alle Spuren, die auf ihn schließen lassen? Es ist zu einfach, wenn man glaubt, das geschehe bloß aus Scham.

Gewiß, wer unverhüllt, wer aggressiv beneidet, gibt seine Unterlegenheit, seine Mängel auf irgendeinem Gebiet zu. Es können auch lediglich eingebildete Mängel sein. Die Tatsache bleibt: Wer möchte schon eine Minderwertigkeit zugeben? Mit dem Pochen auf die eigene Benachteiligung, andere zu erpressen, indem man ihnen ein schlechtes Gewissen aufzwingt, wird ja erst dann möglich, wenn es eine allgemeine Theorie verwerflicher Ursachen für Ungleichheit unter den Menschen gibt. Eine solche Theorie liefern Marxismus und Sozialismus.

Doch die Scham über eigenes Unvermögen reicht nicht aus, um die Furcht der meisten Menschen zu erklären, als Neider erkannt zu werden. Schließlich sind wir ja auf einem anderen, uns nicht weniger nahe gehenden Gebiet, das lange aus Scham verdrängt, aus kulturellen Gründen versteckt wurde, seit geraumer Zeit aufdringlich offen, auf dem Gebiet des Sexuellen. Hier das Innere nach außen zu bringen, gilt seit nun bald 20 Jahren doch als Pflichtübung. Weshalb hat die Verleugnung und Verdrängung des Neidmotivs die des Sexualmotivs überdauert? Dafür gibt es eine Erklärung:

Wer anderen seine sexuelle Begierde offenbart, von einem eventuellen Sexualverbrechen einmal abgesehen, schmeichelt oder beeindruckt. Unter Geschlechtsgenossen über die eigene Sexualität auszupacken, nützt in der Regel sogar dem Status in der Gruppe, heute auch schon unter Frauen, früher überwiegend unter Männern.

Im Gegensatz zum Neidmotiv, das seit jeher und ausnahmslos bei allen Völkern geheimgehalten wird, gab es früher aber auch schon Völker und Kulturen, in denen der sexuelle Bereich in einer Weise dargetan wurde, wie es der christlichen Sexualmoral oder dem Viktorianischen Zeitalter nicht entsprochen hat. Die Maskierung des Sexuellen ist immer weniger allgemein gewesen als die Maskierung des Neidmotivs. Scham über eigene Mängel erklärt das nicht. Es muß noch einen tieferen Grund geben.

Das Neiden wurde wohl deshalb immer vor der gesamten Umgebung möglichst geheimgehalten, weil man als erkannter Neider den Vertrauensvorschuß verliert, ohne den man in keiner Gemeinschaft leben kann. Jede menschliche Gemeinschaft, welcher Bevölkerungsgröße auch immer, setzt ein Mindestmaß an gegenseitigem Vorschußvertrauen voraus.

Jede veröffentlichte Untersuchung eines Naturvolkes hat gezeigt, wie das erforderliche gegenseitige Vertrauen für die Mindestintegration des sozialen System einerseits und die Furcht vor dem Neid der Mitmenschen andererseits in einem direkten Spannungsverhältnis stehen. Hauptgrund des Mißtrauens in einen anderen, bei allen schriftlosen Gesellschaften, ob Bruder oder Schwester, Onkel oder Neffe, Jagdgefährde oder Bootskamerad, ist stets die Vermutung, daß der andere irgendetwas bei uns beneide und nur auf den Augenblick lauert, wo er uns Schaden zufügen kann. Weil wir aber immer auf ein Mindestmaß an spontanem Vertrauen bei anderen angewiesen sind, ist es in jeder Gesellschaft ratsam, den eigenen Neid auf bestimmte Personen, aber auch den eigenen Neid in seiner Intensität überhaupt, zu maskieren. Wer bei den Naturvölkern oder in den Dörfern weniger entwickelter Länder seinen Neid schlecht verbergen kann oder wer eines besonders starken Neidens verdächtigt wird, läuft Gefahr, physisch vernichtet, zumindest aber sozial ausgestoßen zu werden. Diese Grunderfahrung machten Menschen offenbar seit jeher und überall. Die Erfahrung also, daß der Neider gefährlich, ohne Vertrauensvorschuß bei anderen leben muß, hat sich im Lauf der Menschheitsgeschichte in den Kulturen verankert.

Deshalb schweigt fast jeder über seinen Neid, und die Allgegenwart, die Unerbittlichkeit des Neidens, wird stets heruntergespielt und verdrängt, sowohl vom einzelnen als auch von der Gruppe, von einer Gesellschaft, weil man im Grunde ahnt, daß es keinen mitleidloseren Hasser, keinen gefährlicheren Feind des sozialen Friedens in jeder Gesellschaft, in jeder Gruppe gibt, als denjenigen, der irgendwelche Unterschiede zwischen sich und einigen anderen nicht erträgt, sondern auf Rache und Vergeltung sinnt.

Wichtig ist nun folgendes: Ebenso wie der neidische Mensch, hat auch jeder Beneidenswerte ein Interesse an der Maskierung des Neides beim anderen und an der Verdrängung des Neidmotives. Gerade auch der Beneidenswerte muß an den guten, den fast nie neidischen Mitmenschen glauben, weil er selber sonst in der Gesellschaft, an seinem Arbeitsplatz funktionsunfähig wäre. Jeder, auch in unseren eigenen hochdifferenzierten Industriegesellschaften, muß im Grunde an eine relativ neidlose soziale Umwelt glauben. Er braucht diese Fiktion, um funktionsfähig zu bleiben. Er muß sich zunächst jeden Mitarbeiter, jeden Untergebenen neidloser vorstellen, als er es vielleicht in Wirklichkeit ist, weil nur so die von der gemeinsamen Aufgabe her erforderliche Vertrauensbasis gegeben ist und erhalten bleibt.

Der Vorgesetzte, der zur Erfüllbarkeit seiner Aufgabe mit der Loyalität eines Untergebenen rechnen muß, der sich vielleicht zu Unrecht bei einer Beförderung auf den gleichen Rang wie der Vorgesetzte übergangen glaubt, braucht für die Zuversicht seines eigenen Handelns die Fiktion, daß der andere nicht aus Neid ihn bei der ersten Gelegenheit sabotieren wird. Die Fälle, wo er es doch tun wird, sind sehr wahrscheinlich häufiger, als den meisten Opfern gewahr wird. Wie will man feststellen, wie will man nachweisen, daß eine unterlassene Warnung, ein ausgebliebener Hinweis, eine verlorengegangene Information absichtlich, aus Neid, unterschlagen wurden?

Es kann aber auch Schlimmeres geben. Ende November 1981 verblutete ein Essener Herzchirurg in der Untersuchungshaft: er öffnete sich selbst die Halsschlagader auf beiden Seiten. Der 43jährige Arzt befand sich in Haft unter dem Verdacht des Mordversuchs. Der von Krankenschwestern beobachtete Vorgang, auf den man durch die plötzliche Verschlechterung des Zustandes eines Patienten nach der Operation als Mutmaßung gekommen war, bestand nach der Hypothese des Staatsanwalts in der Injektion von Schmutzwasser aus einem Putzeimer. In einer Blutprobe des Patienten wurden Spuren eines Desinfektionsmittels gefunden. Das Tatmotiv und die Täterschaft werden infolge des Suizids für immer ungeklärt bleiben. Doch das in allen Pressemeldungen aus den Vermutungen der Untersuchungsbehörden berichtete Tatmotiv war der Neid auf den Klinikchef, dessen Serie erfolgreicher Operationen durch einen postoperativen Todesfall unterbrochen werden sollte.

Ein sehr ähnlich gelagerter Fall wurde vor einigen Jahren aus einer Klinik in Mailand in der Weltpresse beschrieben.

Wenn man sich vergegenwärtigt, welche Rolle das Neidmotiv in der menschlichen Gesellschaft seit jeher gespielt hat, wie elementar die Gründe für das sich neidisch Vergleichen und wie lebenswichtig die Gründe für das Verheimlichen des Neidens als Gefahr sind, dann ist es nicht mehr erstaunlich, daß das Ausmaß des ohnehin im menschlichen Leben vorhandenen Neides in jeder Gesellschaft immer unterschätzt wird. Man muß aber auch begreifen, was es langfristig bedeutet, wenn seit über zehn Jahren in unserer Bewußtseinsindustrie, in den Massenmedien, in Schulbuchverlagen, in pädagogischen Institutionen mit Eifer daran gearbeitet wird, für unsere Kinder Lernziele zu entwickeln und einzuführen, die ein mehr oder minder verdecktes Ziel erkennen lassen: jeder junge Mensch soll zum Neiden erzogen, zum Beneiden anderer *„ausgebildet"* werden.

Jede bisher bekannt gewordene Gesellschaft, jedes Naturvolk, jede Hochkultur bis hin zur unmittelbaren Gegenwart kannte die ungeheure Gefahr, die dem Menschen von seiner Natur her mit dem Neidenkönnen mitgegeben ist. Keine Zeit und keine Gesellschaft hat es bisher für nötig oder für ratsam gehalten, ihre Heranwachsenden über das für uns ohnehin artspezifische Maß hinaus als Neider zu programmieren. Vielmehr ging es immer darum, dem Neid des Menschen Zügel anzulegen. Immer wurden den Kindern Gründe vermittelt, weshalb Neiden nicht lohnt. Daneben gab es natürlich immer auch Bemühungen, das Verhalten eines jeden so zu gestalten, daß er möglichst wenig Angriffsflächen für Neider bietet. Die zur sozialen Mindestintegration eines Gemeinwesens erforderliche Hemmung des Neidmotivs kann aber in erster Linie allein durch die Entschärfung des Neidens und nicht durch das Ausräumen, das Verhindern von neiderregenden Eigenschaften und Eigentum erreicht werden. Die zu bitterstem Neid führenden Unterschiede zwischen den Menschen können nämlich, wie unzählige Belege der Ethnologie aus den verschiedensten Gesellschaften zeigen, winzig sein.

Das Urphänomen Neid zwischen Mensch und Marx

Es spricht viel dafür, daß die heute in der Politik so auffällige und von Marxisten so gut mobilisierbare Neidform des Benachteiligungs- des Ausbeutungsverdachtes ihre Wurzel in zwei Urformen des Beneidens, des Sich-ausgebeutet-, des Sich-benachteiligt-Fühlens haben: der Neid der Geschwister untereinander und der Neid eines jeden auf die wesentlich länger Lebenden. Diese

Grunderfahrungen der menschlichen Stammesgeschichte konnten nicht verlorengehen. Sie konnten nur mit unterschiedlichem Erfolg institutionell und kulturell gemäßigt werden. An der Natur des Menschen als ein Wesen, das zum neidischen Vergleich, das zum Benachteiligungsverdacht angelegt ist, konnten alle diese Überformungen und relativen Bändigungen des Neidmotivs nichts ändern.

Der Neid aller gegen alle konnte durch die christliche Religion, ihre Eschatologie, ihre Sittenlehre, lange genug gedämpft werden, um die modernen „Leistungsgesellschaften" entstehen zu lassen; aber seit einigen Jahrzehnten verliert die Ethik, die sagt: beneide nicht deinen Nächsten, vor dem Ansturm vermeintlicher sozialer Fortschrittlichkeit an Kraft. Die Weckung und Schürung des Neides aller gegen alle gilt als sozial, als fortschrittlich, als moralisch. In Wirklichkeit erzielt diese Soziallehre ihre Erfolge aber vor allem deshalb, weil es stets leichter ist, den Menschen an seinen Urmotiven, wie gefährlich und schlecht sie auch sein mögen, zu packen als an den Motiven, die ihm religiöse und ethische Lehrgebäude in jahrtausendelanger Mühe als Gegengewicht zu seiner neidvollen Aggressivität anerzogen haben.

Hinzu kommt, daß manche Sprecher der christlichen Kirchen heute in Verkehrung ihrer bisherigen Sittenlehre, die Predigt des Neidens als neues Evangelium, das Aufhetzen zum weltweiten Klassenkampf als besonders fortschrittliche Version des Christentums mißverstehen. Fast die gesamte Ethik des Neuen Testaments, die eine sorgfältig entwickelte Entschärfung des Neidmotivs gewesen ist, wird von einigen ihrer amtlichen Künder und Träger umgestülpt und in die marxistische Neidstrategie eingebracht. Haben sie sich dabei eigentlich die folgende Tatsache vor Augen geführt?

Die gesamte Ausbeutungs-, Mehrwert- und Entfremdungstheorie von Karl Marx findet sich bereits vorgegeben in den Vorstellungen, die sich die meisten (mutmaßlich wohl alle) Naturvölker, in vollkommen vorindustriellen, vorkapitalistischen Verhältnissen, über die Ursache der beobachtbaren wirtschaftlichen Ungleichheiten in ihrer Mitte seit jeher machten. Wem immer auch es etwas besser geht, der muß notwendigerweise andere um etwas gebracht haben, was ihnen zusteht. Nur ein besonders anschauliches Beispiel als Beleg, für das buchstäblich Tausende ähnliche aus der ethnologischen Literatur zur Absicherung meiner These beigebracht werden könnten:

Die Bakweri sind ein Bantu-sprechender Stamm im Westen von Kamerun in Westafrika. Um die Mitte unseres Jahrhunderts beobachtete Edwin Ardener bei ihnen den Glauben an eine besonders bösartige Form von Schadenzauber, den sie *nyongo* nennen. Diese Fähigkeit wird grundsätzlich dem wohlhabenderen, erfolgreicheren Stammesgenossen zugeschrieben, dem man zugleich die Mitgliedschaft in einer geheimen Zauber- bzw. Hexenvereinigung unterstellt, welche die Macht besitze, den Tod selbst der nächsten Verwandten eines Mitgliedes, sogar seiner Kinder, zu verursachen. Nach ihrem Tod würden diese Personen jedoch auf einen etwa hundert Kilometer nördlich gelegenen Berg gebracht, Mount Kupe, wo sie als Sklaven für die Hexenmeister, für die Stammesmitglieder mit der Fähigkeit von *nyongo,* schuften müssen. Nyongo-Leute, so der Glaube der Bakweri, erkenne man an den besseren, überdurchschnittlichen Häusern, die sie bauen konnten, infolge der Ausbeutung ihrer toten Verwandten. Anfang der 50er Jahre unseres Jahrhunderts war dieser Glaube so stark geworden, daß keiner es mehr wagte, sich ein modernes Haus zu bauen.

Ardener fand diesen Glauben in allen Klassen der Bevölkerung und erklärte mit ihm die weitverbreitete Unlust der tüchtigeren Leute, überhaupt etwas zu unternehmen. *(Edwin Ardener: „Witchcraft, Economics, and the Continuity of Belief", in: Witchcraft Confessions & Accusations, hrsg. von Mary Douglas, London, 1970, S. 146 ff.).*

Der Anklang und das Echo von Karl Marx erklärt sich letzten Endes aus der, ihm nicht bewußten, nahtlosen Deckung zwischen dem Kern seiner Lehre und dem menschlichen Uraberglauben an eine besonders infernalische Ursache für die Verschiedenheit zwischen den Lebenserfolgen der einzelnen innerhalb einer Gesellschaft. Nützlich für den Erfolg des Marxismus war seine Verpackung in einem überdimensionierten Steinbruch von Lesefrüchten und Philosophemen, die Generationen von Intellektuellen eine Interpretenaufgabe hinterlassen hat, mit den höheren Weihen eines Moralvorsprunges, der einem in der Regel ohne Beweis abgenommen wird, weil doch jeder gute Mensch gegen Ungerechtigkeit sein müsse. Das Urphänomen Neid in seiner unbestreitbaren Konstanz im Lauf der Geschichte ist somit für die heutigen Marxisten ein äußerst unbequemer Sachverhalt. Am liebsten ließe man ihn am Rande liegen. Nach Erscheinen meines Buches „*Der Neid*" (1966) war dies nicht mehr so einfach. Die Reaktion darauf in der DDR war sehr interessant:

Der ideologische Gegner sagt das, worauf es ihm wirklich unabdingbar ankommt, mit Sicherheit vor allem dann, wenn er sich getroffen und bedroht fühlt. Aus diesem Grund ist ein Artikel in dem Ostberliner Organ „*Deutsche Zeitschrift für Philosophie*" aufschlußreich, der einer Widerlegung meines Buches über den Neid gewidmet war. Er wurde 1970 veröffentlicht *(18. Jg., S. 716–728)*. In ihm zeigt sich deutlich, welche Gefahr es für den Marixismus-Leninismus bedeutet, wenn man das menschliche Aggressionspotential zu einem großen Teil vom Antrieb zum Neiden ableitet, und mit der marxistischen Ideologie und Wirklichkeit konfrontiert.

Eher mitleidig wurde mir damals, wie allen „*bürgerlichen*" Soziologen, vorgeworfen, ich hätte die gesellschaftlichen Fragen unabhängig von den ökonomischen behandelt. Natürlich gewinnt für mich das menschliche Aggressionspotential viel früher seine Form und spezifische Dynamik, bevor es auch nur entfernt Klassen im Sinne von Marx und bevor es verschiedenen Besitz an Produktionsmitteln überhaupt geben konnte. Wie sehr man mit solchen Untersuchungen und Feststellungen aber den Nerv des Marxismus treffen kann, wird offenkundig, wenn Hermann Scheler schreibt: „*In unserer Welt kann nach Lenins Worten ‚die Frage nur so stehen: bürgerliche oder sozialistische Ideologie. Ein Mittelding gibt es hier nicht … wie es überhaupt in einer Gesellschaft, die von Klassengegensätzen zerfleischt wird, niemals eine außerhalb der Klassen oder über den Klassen stehende Ideologie geben kann. Darum bedeutet jede Herabminderung der sozialistischen Ideologie … zugleich eine Stärkung der bürgerlichen Ideologie‘*."

Die Soziologie des Neides, wie ich sie unternommen habe, ist vom Marxismus der DDR aus gesehen ein Versuch, „*die Waffe des historischen Materialismus stumpf zu machen*", denn, und das mache die Darstellung und Deutung des Neides so gefährlich, ich würde damit ja nicht etwa die Konflikte der sogenannten spätkapitalistischen Gesellschaft vertuschen, sondern ich unternähme etwas für den Marxismus viel Gefährlicheres. Eine Darstellung des unausräumbaren Neidpotentials im Menschen widerlege die materialistische Ableitung solcher Konflikte aus den materiellen Grundlagen, aus der ökonomischen Struktur der Gesellschaft. Damit aber werde die Lehre vom Klassenkampf als geschichtliche Triebkraft erschüttert und die ewige Dauer der sozialen Antagonismen, als Folge der Neidfähigkeit, wird zum unabwendbaren Schicksal des Menschen erklärt. Der Marxismus-Leninismus verliere also seine Legitimierung als Erlösungsinstrument.

Sicherlich gibt es unter den Menschen der bisherigen Gesellschaften Neid, so räumte mir die Ostberliner Zeitschrift ein, wird dann aber ersichtlich beunruhigt, weil nach meiner Untersuchung nicht die Arbeit, sondern die Fähigkeit zum sich Beneiden und damit die Neigung sich vor Neid zu fürchten, den Menschen zu einem Wesen gemacht habe, das in Gesellschaften zusammenleben kann. Was dies, falls es richtig sei, für den Marxismus bedeute, so der Ostberliner Autor, liege auf der Hand: *„Eine sozialistische Gesellschaft zu schaffen, in der es keine unüberwindbaren Gegensätze mehr gibt, ist ... von vornherein eine reine Utopie."*

Durch die Verlagerung des Aggressionspotentials des Menschen in seine psychologisch und anthropologisch, also auch biologisch und stammesgeschichtlich erforschbare Grundstruktur entfallen in der Tat die unüberbrückbaren Klassengegensätze einer bürgerlichen Gesellschaft, aber auch ihre vom Marxismus behauptete Unmenschlichkeit; nicht zuletzt entfällt die Grundlage für das Urteil über ihren notwendigen Untergang. Zugleich aber wird durch eine Heraushebung und Fixierung des Neides, wie der Ostberliner Autor richtig erkennt, die *„monopolkapitalistische Struktur der spätbürgerlichen Gesellschaft ... von der Verantwortung für die Widersprüche und Gegensätze dieser Gesellschaft freigesprochen"*.

Besonders schlimm für die Imperialismustheorie des Marxismus-Leninismus scheint aber auch, was nach meiner Untersuchung die wesentliche Ursache der Zurückgebliebenheit vieler nichtwestlicher Völker ist, nämlich ihre Hemmung durch den extremen gegenseitigen Neid. Deshalb muß der Ostberliner Marxist, um seine Worte zu gebrauchen, *„energisch zurückweisen"*, daß der Empörung der Proletarier gegen ihre Ausbeuter, daß bewußten revolutionären Aktionen des Proletariats unter der Führung der marxistisch-leninistischen Partei zum Sturz der kapitalistischen Gesellschaftssysteme, überhaupt Motive des Neides zugrunde liegen. Schließlich ginge es dem Marxismus-Leninismus nicht um die neidvolle Gleichheit, wie sie die nicht-leninistischen Sozialisten und Linken verstehen, sondern nur um die eine Ungleichheit, die mit dem Besitz der Produktionsmittel zusammenhänge.

Wenn man aber dank der Erforschung des Neidpotentials in allen Menschen, bei allen Völkern unter allen bisherigen kulturellen Bedingungen zur These gelangt, daß sich der Marxismus-Leninismus eine anthropologisch und soziologisch unmögliche Aufgabe gestellt habe, sofern er eine vom Neid erlöste Gesellschaft der Klassenlosigkeit schaffen wolle, so ist das für den DDR-Marxisten geradezu eine Ungeheuerlichkeit:

„Die Position der Arbeiterklasse ist nicht die Position des Neides." Vielmehr vollziehe sich die sozialistische Revolution, die Verwirklichung der klassenlosen Gesellschaft als Aufgabe der Arbeiterklasse, ganz unabhängig davon, *„welche Gefühle den Proletarier bewegen mögen". „Das Proletariat ist zur Empörung gegen die Unmenschlichkeit der bürgerlichen Gesellschaft gezwungen, weil in seiner Lage, in seinen Lebensbedingungen, alle Lebensbedingungen dieser Gesellschaft in ihrer unmenschlichsten Spitze zusammengefaßt sind."*

Die bloße Vermutung eines bürgerlichen Wissenschaftlers, daß die Ausbreitung und die Teilerfolge des Marxismus in Ländern, wo ihm keine Armee den Weg zur Macht ebnet, etwas mit dem Neid, dem Ressentiment mancher Menschen zu tun hat, ist für den marxistischen Funktionär in einem etablierten, aber besonders unlegitimierbaren Herrschaftssystem wie der DDR eine so beängstigende These, weil sie ihn persönlich und direkt bedroht. Was hier auftaucht, ist nicht etwa die überall, in jeder bisher bekannt gewordenen Kultur geübte Mißbilligung des Neiders, des Unmoralischen, des Tückischen am Neid. Was zur Entrüstung des Marxisten führt, wenn man die Erfolge seiner Lehre in wesentlichem Umfang aus der allgemeinen Neidfähigkeit der Menschen ableitet, ist etwas anderes. Der Nachweis der bisherigen Rolle von Neidmotiven in der Ausbreitung der marxistischen Weltanschauung und bei der Rekrutierung der Mitglieder von kommunistischen Parteien ist für den vom dialektischen Materialismus überzeugten Funktionär so bestürzend, weil damit sein Glauben an die Notwendigkeit der geschichtlichen Entwicklung hin zur kommunistischen Gesellschaft, das heißt zugleich seine ganze Legitimierungsbasis, erschüttert wird. Der überzeugte Marxist, vor allem wenn er bereits Funktionär einer kommunistischen Diktatur ist, möchte sich gerade nicht durch eine Woge des Neides getragen wissen.

Er möchte seine Position und die seiner Partei eben nicht durch die erfolgreiche Ausnutzung eines Urantriebes des Menschen bewirkt und legitimiert wissen. Das ist ihm viel zu unsicher, und mit Recht. Der Neid der Bevölkerung ließe sich ja auch einmal gegen ihn mobilisieren. Und das haben die Entwicklungen in Polen seit dem August 1980 dramatisch gezeigt.

Diese Furcht gab der Ostberliner Autor in seiner Auseinanersetzung mit meinem Buch über den Neid unverhüllt zu: „Zweifellos bedienen sich die Demagogen der herrschenden imperialistischen Kreise auch heute noch der Methode, die Gefühle der Menschen ... gegen die zu richten, die ihnen am nächsten stehen, gegen die Klassenbrüder und die Organisationen der revolutionären Arbeiterklasse, deren selbstlose führende Kader sie dem Neid und den niederen Instinkten der Entwurzelten aussetzen möchten."

Der marxistische Funktionär, der Systemgünstling, muß also für seinen eigenen Seelenfrieden, zur Beschwichtigung der eigenen Angst vor den von ihm Beherrschten an die Notwendigkeit der Phasenfolge des Klassenkampfes, an die geschichtliche Notwendigkeit der Diktatur des Proletariats als eine absolut vorgegebene Ereigniskette glauben. Sie darf allein vom Wandel der Produktionsverhältnisse und keinesfalls von seelischen Vorgängen bestimmt sein, von Motiven wie Neid, Ressentiment, Haß und Rachedurst irgendwelcher konkreter Menschen.

Rückblick

Im Spätherbst 1945 sendete Radio Stuttgart eine Diskussion, die der Frage nachging, woher man die neuen Werte, die Normen, die moralischen Verbindlichkeiten, die Vorbilder nehmen solle, um den Weg aus der Katastrophe zu finden. Zu den fünf oder sechs Gesprächsteilnehmern gehörten Elly Heuss-Knapp, die Frau von Theodor Heuss, Josef Eberle, Lizenzträger der „Stuttgarter Zeitung" und auch zwei Studenten. Einer von diesen war ich.

Gleich zu Beginn gab Elly Heuss souverän und mit ruhiger Stimme eine Wegmarkierung vor, die dann keiner der anderen im Verlauf des Gesprächs ernsthaft zu verlassen gewillt war: „Wir brauchen gar keine neuen Werte, keine neue Moral zu entdecken. Ich glaube, die Zehn Gebote genügen."

Wie recht sie hatte, und was für ein Glück, daß der Wiederaufbau in Westdeutschland unter einem weithin intakt wirkenden zehnten Gebot vonstatten ging. Der Neid war in jenen Jahren noch nicht, wie seit den 60er Jahren, zum Maß aller Dinge geworden. Der Rechtsstaat und das Rechtsempfinden gingen nicht – wie heute vor ein paar Hausbesetzern mit erfundenen Bedürfnissen – vor über 13 Millionen Vertriebenen und Flüchtlingen mit brennenden echten Bedürfnissen in die Knie, wie manche gefürchtet und andere gehofft hatten. Ohne aus dem Rahmen fallende Kriminalität, ohne jeden Neid-Terrorismus ging die Eingliederung der total Besitzlosen Schritt um Schritt in dem Umfange vor sich, in dem jeder, nach Maßgabe seiner Kräfte und Fähigkeiten, eine Leistung zum Wiederaufbau erbrachte.

Sogar die Idee des „Lastenausgleichs" schien einer katholischen Schriftstellerin wie Ida Friederike Görres ein Widerspruch zum zehnten Gebot. 1946 notierte sie in ihrem Tagebuch: „Die Behauptung, ‚es sei nicht tragbar, daß einer, der ohne jedes Verdienst, aus purem Glück, ohne jeden Bombenschaden davongekommen ist, seine Habe behält, während dem Nachbarn aus purem Pech alles verlorenging', unterscheidet sich wohl nicht wesentlich von der… ‚Es sei nicht tragbar, daß einer als Jude mehr an Vermögen besitze als ein Deutscher' – …die Voraussetzung zu solchen ‚Urteilen' ist erstens, daß es eine Instanz gibt… die eine Art oberstes Eigentumsrecht über alle vorhandenen Sachgüter innehat…; zweitens, daß die urteilende Instanz sich nach dem Gefühl des Minderbesitzenden zu richten hat… Wird damit nicht das Ressentiment und der Neid zur obersten Norm… ernannt?… War es denn jemals so, daß an irgendeinem Stichtag der Weltgeschichte plötzlich alle Bürger eines Staates auf den gleichen Lebensstandard gestellt wurden – zwangsweise – und wäre das Gerechtigkeit? Aber wie sieht das alles christlich aus?"

Diese Frage ist in den seither vergangenen Jahren von vielen immer mehr verdrängt worden. Die Utopie einer Gesellschaft der neidlos Gleichen und Glücklichen hat immer mehr Anhänger gefunden. Einflußreiche Kräfte in den christlichen Kirchen haben sich, unter Verkennung der Neidbewältigungslehre in der Bibel, einem uneingrenzbaren politischen Gleichheits- und Gerechtigkeitsbegriff verschrieben. Man glaubt sich berufen und befähigt, weltweit am Ende Verhältnisse herbeiführen zu können, unter denen dem einzelnen die Aufgabe abgenommen wäre, selber mit seinen Neidanfechtungen zurechtzukommen. Das zehnte Gebot wird nicht mehr verstanden. Es sagt nämlich: Das Glück und das Gut deines Nächsten geht dich nichts an. Du darfst dich daran freuen; mehr nicht. Raub und Diebstahl sind ohnehin schon verboten, aber du sollst auch nicht begehren, daß heißt du sollst nicht den „Bösen Blick" werfen, unter dem dein Nachbar leiden wird – wie du selber!

6.
Das Gleichheitsgebot – überstrapaziert und mißverstanden

Das Unvermögen zur Dankbarkeit

Alle politischen Parteien – was immer sie beteuern und was immer sie sich von Fall zu Fall gegenseitig vorwerfen – haben im Lauf der Jahre immer mehr die Neigung entwickelt, die Bevölkerung zum Zweck einer aufdringlichen Sozialpolitik in immer weitere Kategorien von Personen zu zerlegen, denen man als Politiker dann beweisen kann, wie zugetan man gerade ihnen ist. Dadurch ist ein unüberschaubares und undurchschaubares Gemenge von Zuwendungsberechtigten, von Empfängern unzähliger Transferleistungen entstanden. Weder vom Gesichtspunkt der Gleichheit noch vom Gesichtspunkt des Leistungsprinzips läßt sich darin noch Sinn, Logik oder Ethik erkennen. Aber eigentlich kein Politiker läßt heute die klare Absicht erkennen, daß er eine weitere Zerlegung der Bevölkerung in immer neue Empfängerkategorien nach einem ungemein groben, rein mechanischen Sozialraster wirklich bremsen möchte, daß er die bestehende Zahl verschiedener Empfängerkategorien verringern wird.

Diese Entwicklung hat aber die Folge, daß immer neue Bevölkerungskategorien dazu veranlaßt wurden, darüber nachzudenken, wie wenig gut, wie schlecht es ihnen, im Vergleich mit irgendeiner anderen Kategorie, immer noch geht, sofern nicht der Programmpunkt X der Partei Y spätestens in der übernächsten Legislaturperiode verwirklicht sein wird. Dabei handelt es sich längst vielfach um Angelegenheiten, die mit der herkömmlichen Sozialpolitik sehr wenig Ähnlichkeit haben.

Dieser Zuständigkeitswahn der politischen Parteien übt einen Veränderungsdruck auf die soziale Wirklichkeit aus, vor allem auf das Selbstverständnis der Menschen und auf ihre persönliche Leistungsbereitschaft. Die Folgen werden keineswegs ein reiner Segen sein. Unter anderem findet eine progressive Entmündigung verschiedener Bevölkerungskategorien statt. Unaufhaltsam gehen beispielsweise die Bemühungen weiter, die Eltern zu bloßen nominellen Vermittlungsinstanzen öffentlicher Mittel zu machen.

Es ist beängstigend, mit welcher unausgesprochenen Einhelligkeit, mit welcher uneingestandenen Ähnlichkeit der Zielsetzungen alle politischen Parteien seit Jahren eine gesellschaftliche Entwicklung betrieben haben, die für jeden einzelnen Menschen in jedem Abschnitt seines Lebens immer weniger Gelegenheiten, immer weniger Gründe übrig lassen, für irgend etwas und irgend jemandem gegenüber noch das Gefühl der Dankbarkeit zu erleben – ausgenommen natürlich die Politiker. Sie wollen ganz offensichtlich den gesamten Vorrat an Fähigkeit zur Dankbarkeit, der in der Bevölkerung schlummert, auf sich lenken, indem sie sich als die allein denkbaren Garanten der Gleichheit der Lebensverhältnisse darstellen.

Vor allem die Jugendlichen werden in öffentlichen Einrichtungen und Programmen jeder Art heute gezielt auf eine Unfähigkeit zur Dankbarkeit programmiert. Daß diese Unfähigkeit der gesellschaftspolitischen Absicht einflußreicher Kräfte entspricht, kann leicht am Inhalt zahlreicher Schulbücher nachgewiesen werden.

Um einem möglichen Mißverständnis vorzubeugen: Das Erlebnis der Dankbarkeit aus den Augen, aus dem Mund eines anderen Menschen für den Erbringer der Leistung, wofür ein Dank der natürliche menschliche Impuls wäre, ist nicht das Wesentliche. Man kann und wird auch ohne dieses Erlebnis weiterhin Dinge tun, die eines Dankes wert wären. Ja, im Gegenteil: es kann sogar ein unschöner Zug in einem Menschen sein, unentwegt Dankesschulden eintreiben zu wollen. Doch schafft selbst der glaubhafteste und freundlichste Verzicht auf Dankbarkeit das Problem der Unfähigkeit zur Dankbarkeit nicht aus der Welt. Für alle nämlich, die von dieser Krankheit unserer Epoche befallen sind, die mit ihr angesteckt worden sind, bedeutet das wiederholte Erlebnis der eigenen Unfähigkeit zur Dankbarkeit ein ungemein zerstörerisches Gefühl, oft eine existentielle Krise.

Vermutlich steckt im menschlichen Gemüt von Natur aus, vertieft aber durch Glauben und Ethik des Christentums, der Impuls, für etwas dankbar zu sein. Wie weit ins Unbewußtsein dieser Impuls auch verdrängt sein mag, dumpf ahnt fast jeder, wann, wofür und wem gegenüber bei ihm sich eigentlich das Erlebnis der Dankbarkeit, die Fähigkeit zu ihrem unverkrampften Ausdruck einstellen sollte.

Je mehr und je absoluter aber das Gleichsein, das Gleichsein-sollen aller, unabhängig vom Standort im individuellen Lebensverlauf, zum unwidersprochenen Dogma einer Zeit geworden ist, desto verbreiteter wird die Unfähigkeit zur Dankbarkeit. Sie würde ja die Einsicht und das ressentimentlose Eingeständnis bedeuten, daß man selbst für einen Augenblick oder für eine Weile eben nicht in vollkommener Autonomie und Autarkie Meister der eigenen Belange gewesen ist.

Kommt es dann aber zur Erfahrung des eigenen Unvermögens zur Dankbarkeit, bleibt dem betreffenden Menschen zur Erhaltung seiner Selbstachtung nur der Ausweg in eine wehleidige Umdeutung seiner Lebensgeschichte, in ein Gebäude von Trugschlüssen über Wesen und Motive der Personen, aber auch über das Wesen des Wirtschaftssystems und der Verfassung eines Staates, die für ihn Leistungen erbringen, auf die man äußerst ungern und nur selten verzichtet, auf die man aber nicht mehr in einem ausgeglichenen Gemütszustand mit Dankbarkeit reagieren kann. Ein erheblicher Teil der anarchischen Aggressivität, des Mißmutes unter Jugendlichen unserer Zeit, hat hier seinen Ursprung.

Die Illusionen der Verteilungsgerechtigkeit und der Chancengleichheit

Ungerecht können einzelne wollende und wissende Menschen sein. Geschichtliche Entwicklungen können es zwar dahinbringen, daß die eine Gesellschaft es leichter macht, in ihr als einzelner Mensch oder als Personengruppe anderen Menschen gegenüber ungerecht zu sein, als es in einer anderen Gesellschaft möglich wäre. Aber auch in der für ungerechtes Verhalten günstigen Gesellschaft können einzelne Menschen durchaus mit Erfolg bestrebt sein, Gerechtigkeit zu üben, wie jeder weiß, der unter einer totalitären Diktatur gelebt hat. Umgekehrt: auch einige sogenannte Wohlfahrtsstaaten, zustandegekommen über ein Ideologiegemisch aus Gleichheits- und Gerechtigkeitsstreben, haben zwangsläufig immer mehr Positionen für einzelne Menschen eingerichtet, in denen Menschen einen großen persönlichen Spielraum haben, Mitmenschen gegenüber willkürlich und somit ungerecht zu sein.

Die Erfahrungen der Weltkriege und der Nachkriegswirtschaft, aber auch die Erfahrungen mit der staatlichen Bewirtschaftung von Gütern und Dienstleistungen des täglichen Bedarfes in Ländern der Gegenwart zeigen, daß eine Gesellschaft notwendigerweise um so eher Ungerechtigkeit, um so mehr Möglichkeiten für das Ungerechtsein von Menschen anderen gegenüber birgt, je mehr Bedürfnisse des einzelnen nur befriedigt werden können, wenn er sich zur Abwägung seines Bedürfnisses einem Staatsangestellten unterwerfen muß. Das hat in vielen Fällen nicht einmal mit der Bosheit, dem Machtmißbrauch des Bürokraten zu tun, sondern einfach mit der Tatsache, daß es keine wirklich vorurteilsfreien Menschen gibt, und daß es in den meisten Fällen keine brauchbaren Kriterien gibt, um den Vorrang der Bedürfnisbefriedigung des einen vor dem anderen gerecht zu entscheiden.

Man braucht sich nur vorzustellen, wie es bei unseren täglichen Telefongesprächen heute aussehen würde, wenn diese nicht weltweit durch ein Selbstwählverfahren, sondern durch herrschsüchtige Fräuleins vom Amt vermittelt würden, die sich vom Fernsprechkunden die Dringlichkeit seines Ferngesprächs begründen lassen können. Dank des Selbstwählverfahrens ist heute jeder Mensch beim Telefonieren vor jedem anderen Telefonbenutzer gleich. Wenn ihm das Gespräch die Zahl der zu zahlenden Gebühreneinheiten wert ist, kann er, aus welchen guten oder aus welchen frivolen Gründen auch immer, sofort mit jedem anderen Fernsprechteilnehmer auf dem Erdball telefonieren. Der Klang seiner Stimme, das Gewicht seines Titels oder der Behörde, von der aus er das Gespräch anmeldet, all dies oder seine persönliche

Bekanntschaft mit dem Fräulein vom Amt in einem kleineren Ort, hat keinen Einfluß mehr darauf, ob und in welcher Reihenfolge sein Gespräch hergestellt wird. Es hängt nur mehr vom reinen Zufall ab, wie rasch seine Wählimpulse freie Schaltungen antreffen, um den fernen Teilnehmer zu erreichen. Genau so aber funktioniert der freie Markt, den die Linke abschaffen will, weil er angeblich so ungerecht sei. Es soll, um beim Vergleich zu bleiben, Hunderttausende von Positionen für neue Fräuleins vom Amt geben, die in allen Wirtschaftsbereichen, bis hinunter zum Endverbraucher, bestimmen, was im Augenblick gesellschaftlich wünschenswerte Bedarfsdeckung ist und was nicht.

Es gibt keine wissenschaftlichen Kriterien dafür, aber auch keine politische Übereinstimmung darüber, wie man die Besonderheiten, die Institutionen, die Normen, die Bräuche, die Gepflogenheiten einzelner Gesellschaften im Sinne der Gesamtgerechtigkeit gewichten soll, um dann verschiedene Gesellschaften danach zu vergleichen. So gilt in der Bundesrepublik Deutschland der Numerus clausus für Hochschulfächer als ein Gerechtigkeitsdefizit. Aber in vielen anderen Ländern, teils egalitäre Demokratien westlicher Prägung, teils kommunistische Staaten, ist es selbstverständlich, daß die Zulassung zum Studium nur nach spezifischem Bedarf an Absolventen und nach dem Urteil der zuständigen Fakultäten über den einzelnen Bewerber stattfindet.

In den Vereinigten Staaten, wo seit bald dreißig Jahren die Chancengleichheit bei Bildung und beruflichem Fortkommen vom Verfassungsgericht und von allen Bundesregierungen immer buchstäblicher durchgesetzt, als Nationalpflicht verkündet und überwacht wird, gibt es nach wie vor kein *„Bürgerrecht"* auf die Zulassung zum Medizinstudium, nur weil jemand die besten Zeugnisnoten allgemein oder in den für dieses Studium besonders wichtigen Fächern hat. Es reicht auch nicht, wenn man in einem formalen Eignungstest die höchste Punktzahl erreicht hat. Vielmehr behält sich jede medizinische Fakultät vor, zusätzlich zu den formal nachgewiesenen Leistungen, Kenntnissen und Fähigkeiten in einem längeren Gespräch zwischen dem Bewerber um den Studienplatz und einigen Professoren der Fakultät festzustellen, ob der Bewerber auch von seiner Persönlichkeit, seinem Charakter, seinem Selbstverständnis her die Voraussetzungen nicht nur für ein erfolgreiches Studium der Medizin mitbringt, sondern auch die menschlichen Voraussetzungen, die man bei jemandem sehen möchte, ehe man ihn als Arzt auf die Bevölkerung losläßt. Und weshalb auch nicht?

Schließlich kann nur der ein gutes Gewissen haben, der sich bei der Anlegung des Prinzips Chancengleichheit auch zu fragen traut, was für eine Persönlichkeit er seinen Mitmenschen als Arzt, als Richter, als Lehrer zuzumuten gedenkt.

Der Vorwurf der Unzulänglichkeit oder Ungerechtigkeit einer Gesellschaft wird oft auch durch den Hinweis auf eine grundgesetzlich eingeräumte Freiheit gemacht, die nicht jeder nutzen könne. So raten in Hinblick auf den Akademikerüberschuß viele Fachleute, es müsse von der in der Welt einzig dastehenden Gewohnheit abgekommen werden, daß von den Abiturienten 95 % auf die Hochschulen gehen. Es müßten auch wieder Berufe und Laufbahnen attraktiv gemacht werden, die man nach dem Abitur ergreift.

Ein fast reflexartiger Einwand dagegen lautet: *Gut, aber viele werden das nicht freiwillig tun, sondern teils wegen des Numerus clausus, teils wegen der schlechten Berufsaussichten für Akademiker, das bedeutet aber, die im Grundgesetz verbürgte Freiheit der Berufswahl steht nur noch auf dem Papier.*

Dieser Einwand beruht auf einem Mißverständnis. Die Freiheit der Berufswahl verbietet willkürliche Beschränkungen, wie sie etwa in den sozialistischen Ostblockländern vorkommen, wo man z. B. nicht Medizin studieren darf, weil der Vater oder die Mutter schon Arzt gewesen sind.

Die vom Grundgesetz garantierte Freiheit der Berufswahl darf nicht so mißverstanden werden, als ob sie jedem, der diesen Wunsch hegt, einen noch so spezialisierten Studienplatz und eine attraktive berufliche Stellung danach garantieren müßte, ähnlich etwa, wie man vielleicht – vorerst und mit Mühe – Renten und Krankenversorgung garantieren kann.

Schließlich ist dem Bundesbürger auch die jederzeitige Auswanderung gewährleistet. Findet er kein anderes Land, das ihm ein Einwanderervisum gibt, so hat doch ihm gegenüber das Grundgesetz nicht versagt, ebensowenig wie jenen gegenüber, die Angst vor einer Auswanderung haben und nie eine versucht haben.

90

Es ist ein verbreiteter Irrtum, irgendeine von der Verfassung gewährte Garantie oder ein staatliches Angebot – wie beispielsweise Gymnasien – mit einer abstrakten Gleichheitsforderung zu unterlaufen: Weil nicht alle und jeder zur selben Zeit in gleichem Maße von dieser Garantie oder dieser Gelegenheit Gebrauch machen können, müsse die betreffende Institution grundsätzlich in Frage gestellt werden.

Es sei ein allgemeiner Trend, schrieb ein Autor, *„bereits verfassungsrechtlich erfüllte Freiheitsforderungen durch Gleichheitsforderungen inhaltlich realisierbar zu machen"*, und diesem Trend werde sich niemand entziehen können. Die bestehende Pressefreiheit sei zum Beispiel ein Ärgernis, weil der Großverleger, der Kolumnist, sich zu Millionen von Lesern verbreiten kann, der einfache Bürger, wenn er selbstvervielfältigte Schriften verteilt, als Eigenbrötler abgetan wird. Hier wird jedoch mit der willkürlich herangezogenen Gleichheitsforderung ein Mangel in die Pressefreiheit hineinkonstruiert, um den sich die Hüter der Verfassung gerade nicht zu kümmern haben: Es kann nämlich nicht die Aufgabe des Staates sein, jedem für jede Äußerung in jeder beliebigen Form die gleich große Leser- oder Zuhörerschaft zu garantieren wie sie irgend jemand sonst hat.

Vorerst käme niemand auf die Idee, weil er als Steuerzahler auch die Bühnen mitsubventioniert – und wir Freiheit der Kunst haben –, müsse ihm jederzeit ein Auftritt auf den städtischen Bühnen gewährt werden oder zumindest müsse man sein Stück spielen. Freiheit der Presse und der Kunst kann eben nur bedeuten, daß jeder, der durch seine Leistung und die Anerkennung bei einem bestimmten Publikum Beachtung findet, ungehindert durch den Staat, mit seiner journalistischen, künstlerischen oder verlegerischen Leistung so viele Menschen erreichen darf wie ihm möglich ist. Wer dreißig Jahre seines Lebens darauf verwandt hat, Chefredakteur einer großen Zeitung oder Verleger großer Blätter zu werden, hat selbstverständlich jederzeit ein größeres Publikum als jemand, der dreißig Jahre lang sich einem Beruf gewidmet hat, der mit Publizistik nicht zu tun hat. Oder man denke nur, was aus der Einrichtung *„Leserbriefe"* werden würde, wenn – im Sinne der Gleichheitsforderung – jeder Schreiber eines Leserbriefes so viel Raum in den Zeitungen verlangen könnte wie ein anderer, der eben oft gedruckt wird, weil er die Kunst des Leserbriefes beherrscht. Ob man nun 14000 Journalisten oder nur 200 *„reiche Verleger"* auf die eine Seite stellt und auf die andere den *„Normalbürger"*, der sein Grundrecht, sich gedruckt zu sehen, nur kümmerlich oder gar nicht ausüben kann, es ist in jedem Fall eine gefährliche Rhetorik, sofern mit diesem *„Kontrast"* ein öffentliches Mißtrauen, ein Unbehagen gegenüber den jetzigen Formen der Pressefreiheit geweckt wird.

Bestenfalls kann man innerhalb einzelner Sektoren einer Gesellschaft sagen, was weniger gerecht und was gerechter ist. Gerechtigkeit ist als eine partielle, eine lokalisierbare Angelegenheit aufzufassen. Ein verhältnismäßig konstant vergleichbares Maß für eine bestimmte Gerechtigkeit wäre z. B. die Gleichheit bei der Inanspruchnahme der Freiheit, als Individuum beliebig über die eigene Ortsveränderung zu entscheiden. Es gibt keine bedrückkendere Macht eines Lebewesens über ein anderes Lebewesen als die Macht, dem anderen die Bewegungsfreiheit zu beschneiden. Die Gerechtigkeit einer Gesellschaft ließe sich dann daran ablesen, inwieweit alle auf ihrem Territorium befindlichen Individuen vor dem Gesetz und in der Praxis die gleiche Freiheit zur selbstbestimmten Ortsveränderung innerhalb des Territoriums und nach außerhalb besitzen. Hier dürfte die Bundesrepublik Deutschland sicherlich mit an der Spitze aller Länder stehen, über vielen anderen Ländern, die uns als sogenannte gerechtere Gesellschaften vorgehalten werden.

Der Eindruck eines Gerechtigkeitsdefizits der Gesamtgesellschaft wird auch durch folgendes Mißverständnis erzeugt oder verstärkt: Man dramatisiert die Mängel der Gesellschaft als Summen von Personen, als Personenkategorien, und wir glauben dann zur Behebung dieser Benachteiligung oder dieser Minderausstattung einer bestimmten Personenkategorie (weil sie uns als Aggregat, als so und soviel Prozent der Bevölkerung, vor Augen geführt werden) gebe es auch gesellschaftlich veranlaßbare, gesellschaftspolitisch bewirkbare Mittel. Von hier ist es nicht weit zur These, mit einer Totalveränderung der Gesellschaft würde jene Ungerechtigkeit oder jener Mangel verschwinden.

Als vielbemühtes Gerechtigkeitskriterium diente seit den 60er Jahren der Prozentsatz der Arbeiterkinder in der Studentenschaft der Hochschulen. Man operierte mit fragwürdigen Statistiken und Definitionen; es wäre zumindest erforderlich gewesen, jeweils nach Kindern und Enkeln von Arbeitern zu fragen, statt nur nach den Kindern. Hätte man nämlich bei solchen Untersuchungen jeweils Kinder und Enkel zusammengefaßt und dann gefragt, wieviel Prozent der Studenten hatten Väter oder Großväter, die Arbeiter waren (oder umgekehrt: wieviel Prozent heutiger berufstätiger Menschen im Alter von 20 bis 25, die selbst kein Abitur haben, sind Kinder oder Enkel von Personen, die einst das Abitur gemacht haben?), dann wäre ein anderes Bild entstanden, das nicht so *„anklagend"* aussieht.

Fest steht heute aber, daß der Anteil der Arbeiterkinder unter den Studenten in den letzten Jahren erheblich gestiegen ist. Damit stellt sich aber dann ein ganz anderes Problem: Wird man am Ende die Kinder von *„Arbeitern"*, wobei die Definition umstritten sein kann, beim Zugang zur Hochschule in dem Maße privilegieren, wie man die Enkel von Arbeitern gezielt benachteiligt? Da nämlich in keinem Land die Zahl der Studienplätze beliebig vermehrt werden kann, muß die forcierte Vergrößerung des Anteils von Arbeiterkindern an der Studentenschaft irgendwann dazu führen, daß man die Kinder von *„Nichtarbeitern"* irgendwie zurückhält. Wie sieht es aber mit der Gerechtigkeit aus, wenn das Ärztehepaar, selber beide Arbeiterkinder, auf einmal sehen, daß ihre eigenen Kinder nicht zur Hochschule kommen, eben weil ihren Eltern der Aufstieg vom Arbeiterkind zum Akademiker gelungen ist? Dieser Punkt war in der DDR, in China, in Polen Anfang der 70er Jahre schon erreicht. Es liegt hier übrigens ein ähnliches Problem vor wie beim Hineinwachsen z. B. der Facharbeiter in die Progressionszonen der Einkommenssteuer.

Die Fixierung auf die Illusion und das Gebot der Chancengleichheit in der Bundesrepublik seit Mitte der 60er Jahre führte nun gerade bei den Ärzten – ohnehin unter Neiddruck stehend – zu einem besonders bizarren Problem: Von Jahr zu Jahr breitete sich mehr die veröffentlichte Meinung aus, es sei besonders ungerecht, wenn die Kinder von Ärzten ebenfalls Ärzte werden. Jahrhundertelang war das zwar ein ganz normaler, ein selbstverständlicher Vorgang: Pfarrerssöhne wurden auch oft Pfarrer – und bis heute regt sich niemand sonderlich auf, wenn Architektenkinder oder Bäckerkinder den elterlichen Betrieb übernehmen. Nur bei den Praxen war das auf einmal ganz anders. Eignungsprüfungen für die Zulassung zum Medizinstudium wurden während der 70er Jahre von Politikern aller Parteien fast mit gleicher Heftigkeit abgelehnt, weil dies doch den Kindern von Ärzten einen Vorteil brächte – sie könnten ja zuviel zu Hause schon abgeguckt haben!

Ob es der Bevölkerung insgesamt nicht eher zugutekäme, wenn möglichst viele Ärzte von Generation zu Generation fest verankert in dieser Berufstradition aufwachsen und ärztliche Einstellungen zum Mitmenschen, handwerkliches Können bereits von den Eltern mitbekommen – diese Frage stellte sich keiner unserer Politiker. Sie schrien nur entsetzt: Wo bleibt die Chancengleichheit! In ihrer Aufgeregtheit übersahen sie selbst die naheliegendsten Analogien, in denen sich die diskriminierende Selektivität ihrer Hypermoral entlarvt.

Weshalb stehen Künstler jenseits des Gleichheitsgebotes?

Irgendwann um 1760 trippelte der kleine Wolfgang Amadeus zum Klavier, wo sein Vater der erzbischöfliche Hofmusiker saß, und bat:

„Kannst Du mir zeigen, wie man das macht?" Der Rest ist Weltgeschichte, und wer möchte in einer Welt ohne Mozarts Musik leben? Vater Mozart hätte aber auch sagen können: *„Nein, das darf ich doch nicht, wo bliebe sonst die Chancengleichheit all der Kellerkinder in Salzburg, deren Eltern kein Klavier haben?"*

Irgendwann um 1930 trippelte ein kleiner Bub in Rußland zu seinem Vater, dem Cellisten Rostropowitsch, und bat„ *„Kannst Du mir zeigen, wie man Cello spielt?"* Und dieser Vater sagte auch nicht: *Lieber Mstislav, das darf nicht sein, wo bliebe denn die Chancengleichheit für all die kleinen Sowjetbürger, deren Eltern kein Cello haben?"*

Und so ist der Welt ein zweiter Rostropowitsch geschenkt worden, der berühmteste Cellist unserer Zeit, Gage nicht unter 25000 DM pro Abend.

Eltern, denen es jetzt warm ums Herz geworden ist, werden denken: Wir können aus unseren Kindern vielleicht keinen Mozart oder Rostropowitsch machen, aber wenigstens können wir ihnen bei den Schulaufgaben helfen. Und das ist ja auch bitter nötig angesichts der Schulwirklichkeit, die uns die Bildungsreformer beschert haben. Aber dürfen Eltern von heute das überhaupt noch, wenn sie Vorbildbürger in einer fortschrittlichen Demokratie sein wollen? Die Antwort ist ein klares Nein, wenn die Meinung von Frau Dr. Mildred Scheel, der Gattin des früheren Bundespräsidenten der Bundesrepublik Deutschland, repräsentativ ist.

1979 in einer Talk-Show im Fernsehen gefragt, ob sie ihren Kindern bei den Schulaufgaben helfe, kam die entrüstete Erwiderung: Keinesfalls, wo bliebe dann die Chancengleichheit all der vielen Schlüsselkinder. Wir sehen die Angst durchschimmern, an der *„unverdienten Bevorzugung"* der eigenen Kinder schuld zu sein, dem Moloch Gleichheit sein tägliches Opfer vorzuenthalten. Der Chancengleichheit zuliebe entzieht man sich selbst der Elternpflicht, ja selbst der schlichten Pflicht, dort einem anderen zu helfen, wo es unmittelbar, ohne großen Aufwand möglich ist.

Eine Frage muß deshalb endlich zum Prüfstein sozialprogressiver Aufrichtigkeit gemacht werden: Weshalb ist bei Künstlerfamilien recht und billig, was bei allen anderen Eltern als Gipfel der Ungerechtigkeit gelten soll? Für die Fetischisten der Chancengleichheit unter den Politikern aller Parteien ist es ja nahezu schon Beihilfe zum Mord an der Chancengleichheit, wenn beispielsweise ein Arzt seinem Sohn zeigt, wie man ein Skalpell oder Stethoskop hält und wie man einen Verband anlegt.

Hingegen erhebt niemand Vorwürfe gegen einen Musiker, der seinem Kind zeigt, wie man geigt, Noten liest oder dirigiert. Und selbstverständlich wird in den schlimmen Jahren nach dem Krieg die kleine Christiane Hörbiger bei ihrer großen Mutter und ihrem großen Vater gelernt haben, was man braucht, um mit 19 Jahren Mitglied des Burgtheaters in Wien zu sein. Und nicht anders war es 50 Jahre vorher bei Helene Thimig, der Tochter des großen Wiener Schauspielers und Theaterdirektors Hugo Thimig.

Der Kammersänger Dietrich Fischer-Dieskau hatte eine Mutter, die gerne Sängerin geworden wäre, und als Vater einen von Musik besessenen Oberstudiendirektor: zweifellos widmeten sich beide Eltern schon früh hingebungsvoll der Karriere ihres Sohnes. Anfang 1981 starb mit 84 in Boston der Leiter des berühmten Orchesters von Boston, die „Boston Pops", Arthur Fiedler. Fiedler war Sohn eines österreichischen Konzertmeisters und war am Anfang seiner Karriere dann auch Mitglied der Wiener Symphoniker, wie sein Vater.

Der Direktor der Hamburgischen Staatsoper, Dirigent Christoph von Dohnányi, studierte bei seinem prominenten Großvater, dem Pianisten und Komponisten Ernst von Dohnányi, in den USA.

Im März 1981 baten zwei Musiker aus der Sowjetunion in den USA um Asyl. Sie hatten sich zuvor in Nürnberg vom Radio-Symphonieorchester der UdSSR abgesetzt. Es waren Maxim und Dimitri Schostakowitsch, Sohn und Enkel des weltweit berühmten sowjetischen Komponisten Dimitri Schostakowitsch (1906–1975).

Sohn und Enkel waren jetzt als Dirigent und Pianist im gleichen Orchester der UdSSR tätig. Der Sohn des alten Schostakowitsch hatte 1967 seinen ersten großen Auftritt in einem Werk seines Vaters. Aber noch nie hat man von der politischen Prominenz in westlichen Demokratien auch nur das leise Raunen eines Tadels am Künstler vernommen, der sein Kind so früh wie möglich auf die Höhen des eigenen Könnens, ja, nach Möglichkeit darüber hinaus zu heben sucht. Sänger, Schauspieler, Musiker, Maler, Bildhauer: Sie alle dürfen unter Beifall, was allen anderen Eltern bei Strafe des schlechten Gewissens verwehrt und was ihnen mit Ganztags- oder Gesamtschulen am Ende unmöglich gemacht werden soll.

Weshalb eigentlich? Vielleicht, weil sogar linke Gemüter dunkel ahnen, daß es Begabungen gibt, die nicht in beliebiger Menge in der Gesamtschule wachsen wie Pilze? Aber genau besehen kann es das auch nicht sein. Die Begabung zur Mathematik ist zweifellos nicht weniger eine Sache der Vererbung wie die Begabung für Musik. Doch was bekäme ein Mathematiker von Frau Mildred Scheel zu hören, der ihr als seiner Tischdame bei einem Gala-Diner arglos anvertrauen würde, er helfe seinen Kindern seit der Grundschule bei der Mengenlehre?

Es bleibt nur eine plausible Erklärung übrig: Kein Politiker ist so liberal und sozial, daß er es riskieren würde, sich mit der Kunstwelt und mit den Künstlern anzulegen. Um der Geneigtheit dieser Kreise willen, läßt er sogar bei der heiligen Kuh „Chancengleichheit" fünf gerade sein.

Schicksalsgleichheit – der unlösbare Widerspruch im Sozialstaatsdenken

In den letzten Jahrzehnten hat sich eine seltsame Vorstellung im Zeitgeist ausgebreitet: jeder Mensch habe sich pflichtschuldigst in jeder Minute seines Lebens am schlimmstmöglichen Schicksalsfall zu orientieren, auch wenn dieser ganz abstrakt bleibt, und müsse sich dann eine entsprechende Dosis schlechtes Gewissen oder Schuldgefühl selber verpassen. Von allem anderen einmal abgesehen ist das ein sicheres Rezept zur Selbstinduzierung für eine Reihe von psychosomatischen Erkrankungen. In Wirklichkeit gibt es überhaupt keinen Grund, und am allerwenigsten einen christlich-verbrämten, weshalb ein Mensch sich schämen oder unwohl fühlen müsse, weil er nicht das schlechteste aller Schicksalslose gezogen hat. Was wir hier vor uns haben, ist vielmehr eine Variante des Survivor-Syndroms, das der amerikanische Psychiater Robert Jay Lifton in den 60er Jahren in die Seelenheilkunde als Phänomen eingeführt hat: Wer einer Katastrophe (Theaterbrand, Schiffsuntergang, Geiselnahme usw.) mit heiler Haut entkommt, kann an die Realität seines Glückes nur glauben, indem er sich den Nichtentkommenen gegenüber schuldig fühlt. Die folgende Begebenheit illustriert das Syndrom:

Das Multiple-Sklerose-Sozialwerk in Bayern gab Ende 1980 eine Pressekonferenz, um die Autobiographie einer jungen Frau vorzustellen, die an dieser Krankheit leidet. Marianne Strauß, die Gattin des Ministerpräsidenten hielt die Ansprache. Was sie sagte, verlangt Zustimmung: die Bitte um Mitgefühl, um Verständnis und Hilfe für die MS-Erkrankten. Doch drei Worte in dieser Ansprache waren falsch gewählt. Sie zeigen, wie schwer es selbst schon für konservative Ghostwriter geworden ist, dem Sprachgebrauch des politischen Gegners nicht unbedachterweise Nahrung zu geben. Sie sagte nämlich: Diese Autobiographie sei für die *„unverdient noch Bevorzugten eine sehr ehrliche Darstellung eines Schicksals, die uns aufhorchen lassen sollte."* Vermutlich verdeckt zunächst die Aura dieser unheimlichen, unheilbaren und oft sehr früh zuschlagenden Krankheit das Mißverständnis unserer Daseinsverhältnisse, dem diese Wortwahl Vorschub leistet. Gewiß, wenn man es so sehen will, kann man behaupten, daß jeder, der in fortgeschrittenem Alter noch lebt und bei dem noch keine bösartigen Tumore festgestellt wurden, in der Tat ein *„unverdient Bevorzugter"* sei.

Doch wer angesichts eines schrecklichen Schicksals anderer Menschen von sich und seinen Zuhörern als *„unverdient noch Bevorzugten"* spricht, akzeptiert unüberlegt eine typische Sprachregelung im Sinne der Linken.

Diese will ja, daß sich jeder, dem es noch nicht ganz schlecht geht, von vornherein im Unrecht wähnt und ein schlechtes Gewissen hat. Er soll aus vorchristlichem Aberglauben den Neid rachedurstiger Götter fürchten. Und viele tun dies auch: Des ZDF-Journalisten Kronzuckers erster Gedanke nach der Entführung seiner Töchter im Sommer 1980 in der Toskana war, wie er später erzählte: *„Das ist die Strafe, weil es mir bisher so unverdient gut gegangen ist!"*

Die Linken aber kalkulieren stets mit dieser Restangst aus der Urzeit. Die Redewendung *„unverdient bevorzugt"* ist ihr Stoß ins Unbewußtsein, in die Sphäre der Daseinsangst. Die erhoffte Wirkung: wer sich irgendwie von irgend jemanden beneidbar glaubt, soll sich wie ein Sozialsünder vorkommen und die Erlösung von der Pein des schlechten Gewissens von diversen linken Reformen erhoffen.

Als erstes bewirkt diese Strategie in der veröffentlichten Meinung aber vor allem dies: immer mehr Bürger fangen an, sich gegenseitig auf *„unverdiente Bevorzugungen"*, auf *„Privilegierungen"* (bzw. *„Unterprivilegierungen"*) zu beargwöhnen. Das erzeugt die Ausgangslage zur Forderung von politischen Maßnahmen, bei denen sich die Linken in ihrem eigentlichen Fahrwasser wissen: gleichmachen, Schema Prokrustesbett.

Sicher gibt es echte Bevorzugungen im Leben der Menschen. Wenn z. B. ein Kind vom Vater aufs Pflichtteil gesetzt wird, ist es benachteiligt. Die anderen Kinder dieser Familie sind bevorzugt. Aber wenn von fünf Geschwistern drei durch ein Unglück ums Leben kommen, sind die überlebenden keineswegs *„bevorzugt"*. Es wäre unsinnig, ihr nunmehr größeres Erbe als *„unverdient"* zu bezeichnen. Genau so ist es aber bei den meisten Verschiedenheiten zwischen den Lebensläufen und Lebensverhältnissen der

Bürger. Sie gehören in die Kategorie von Ereignissen, die mit unverdienten Bevorzugungen nichts zu tun haben.

Doch die Linke suggeriert jedem Bürger und jedem Schüler in den zahlreichen nach links geneigten Schulbüchern, er müsse jedes Manko bei sich als Folge einer unverdienten Bevorzugung anderer Mitbürger auffassen – ihm persönlich angetan vom Über-Vater der sogenannten Gesellschaft. Von ihr soll sich die Mehrheit der Bevölkerung aufs Pflichtteil verwiesen fühlen.

Perverserweise sind es gerade auch die progressiven Theologen beider christlichen Kirchen, die diese Sichtweite propagieren. Die Botschaft der Bibel, im Alten und Neuen Testament, war genau das Gegenteil. Sie warnte eindringlich vor dem Empörungsneid Kains, der älteren Brüder im Gleichnis vom verlorenen Sohn und der Frühaufsteher unter den Arbeitern im Weinberg. Abels Erfolg beim Opfer, der großzügige Empfang des heimgekehrten verlorenen Sohnes, die Gleichheit des Lohnes für die zuletzt gekommenen Arbeiter – nichts von alledem gestattet nach der christlichen Lehre den Vorwurf einer unverdienten Bevorzugung. Im Gegenteil: Wer ihn erhebt, ist auf dem Weg zum Brudermord.

Die Gleichheit und das Grundgesetz – ein Mißverständnis

Wenn man Sätze ausspricht, in denen die Worte „gleich" oder „Gleichheit" differenzierter gesehen werden als es heute üblich ist, dann holen manche Zeitgenossen sofort das Grundgesetz hervor und bezweifeln die Verfassungstreue. Ich möchte deshalb den Verfasser eines Kommentars zum Grundgesetz, Professor Günter Dürig, zitieren, und zwar aus einer kleinen Schrift, die vor über 10 Jahren geschrieben wurde. In diesem Kurzkommentar zum Grundgesetz geht Dürig auch auf das Problem der Gleichheit im Grundgesetz ein. Ich möchte vorausschicken, daß diese kleine Schrift, in der sich das folgende Zitat findet, von Professor Jürgen Baumann 1971 herausgegeben worden war. Baumann ist sicher ein denkbar liberaler Jurist, er war ja Senator für Justiz in Berlin.

Die vollständige bibliographische Angabe lautet: Jürgen Baumann, Zu den Worten des Vorsitzenden Mao Tse Tung, mit einer verfassungsrechtlichen Einführung in das Grundgesetz von Günter Dürig, Seewald-Verlag, Stuttgart, 1971, S. 114–115. Dürig sagt darin zu dem Problem, mit dem sich meine Ausführungen beschäftigen, folgendes: *„Wenn man die Gleichheit im Sinne einer unterschiedslosen egalitären Gleichmacherei versteht, ist es aus mit der Freiheit (seine ,Persönlichkeit zu entfalten', wie Art. 2 Abs. 1 sagt). Es ist schlicht ein Denkfehler, man könne alle Ungleichheiten, die durch Intelligenz, Energie, Konsumverzicht, Fleiß usw. entstanden sind, einebnen und dennoch der Gleichschaltung, Nivellierung, Standardisierung, Uniformierung, kurz: der Unfreiheit entkommen. Das Grundgesetz kann entgegen irrationalen irdischen Heilslehren, die Freiheit und Gleichheit gemeinsam in Vollendung versprechen und in der Realität dann meist beides nicht gewähren, nur den Versuch anbieten, ständig um den Ausgleich von Freiheit und Gleichheit als Annäherungswerten bemüht sein. Der Akzent liegt jedoch ganz klar auf der Freiheit; sonst wäre die Rechtsordnung die gerechteste, die alle Menschen gleich unfrei macht (z. B. nicht ausreisen läßt, nicht frei wählen läßt, nicht ihre Konsumgüter selbst aussuchen läßt usw.). Man sollte sich derartige Gleichheitspostulate sehr genau ansehen. Kommen sie aus der Tradition des Anarchismus, wird verschwiegen, daß Anarchisten (wie Playboys aus der Illustriertenwelt) elitäre Schmarotzer sind und nur deshalb Anarchisten sein können, weil alle anderen hart arbeiten ... Kommt die Forderung nach absoluter Egalität jedoch von doktrinären Kommunisten, ist sie (obwohl alle kommunistischen Staaten ganz harte Leistungsgesellschaften sind) oft nur ein Appell an den Neid, der es offenbar leichter erträgt, daß alle bei der Lebenshaltungszahl 30 hinuntergepegelt bleiben, als den Zustand einer Gesellschaft auf der Höhe der Indexzahl 60, bei der es jedoch darüber hinausgehende Spitzen gibt."*

Leider hat das hinter uns liegende Jahrzehnt, so sehr die Wahrheit der Ausführungen von Prof. Dürig mit Händen zu greifen sind, keine Festigung, keine Klärung im öffentlichen Bewußtsein in Sachen Freiheit und Gleichheit gebracht. Das Recht auf Ungleichheit, das Dürig im Grundgesetz verbürgt findet, ist heute für manche ein eher größeres Ärgernis und Hindernis als es noch vor 10 Jahren gewesen ist – natürlich nicht für alle. Selbstverständlich gibt es Bekenntnisse zum persönlichen Recht auf Ungleichheit selbst in Kreisen und selbst in Verbänden, die man schon insgesamt für das extreme, das erbarmungslose Gleichheitspostulat voll vereinnahmt glaubt. Ein Beispiel:

Der Vorstand der Industriegewerkschaft Bau, Steine, Erden erklärte zum 1. Mai 1980, daß seine Gewerkschaft auch in Zukunft bei ihrer Ablehnung der Sockelbeträge bleiben wird. Die IG Bau, Steine, Erden halte nichts von der *„Sockelei"* in der Tarifpolitik. Der Facharbeiter, den man vertritt, brauche in Zukunft eher zusätzliche, statt weniger Nettoprämien für seine Leistung. Er müsse ein Aufstiegsschema vor sich sehen, das sich auch auf lange Sicht netto lohne. Persönliche Anstrengung auch in Gestalt der Fortbildung eigener Fähigkeiten und Fertigkeiten müsse Finanzvorteile erlauben, die der einzelne mit einiger Gewißheit anstreben kann. Ausdrücklich sagte der IG-Bau-Chef Bruno Köbele: Im Baugewerbe sei es ein ungangbarer Weg, jedem die gleiche Summe Lohnerhöhung in die Hand zu drücken; es sei im Gegenteil der viel sozialere Weg, möglichst jedem Beschäftigten die Gelegenheit zu bieten, sich durch seine persönliche Leistung bis zum Spitzenlohn hinaufzuarbeiten, sofern er dazu den Willen habe. Soweit die eine Gewerkschaft.

Doch wenige Wochen vorher, am 10. März 1980, stand im Gewerkschaftsorgan *„Druck und Papier"* ein Leitartikel ihres Vorstandsmitglieds Detlef Hensche. Er trug die Überschrift *„Wider die Irrlehre von der Elite"*. Sichtlich empört wandte sich Dr. Hensche gegen die Auffassung, wonach Sockelbeträge die Leistungsgesellschaft gefährden könnten. Es sei *„lediglich das Interesse der Unternehmer, die deutliche Lohnunterschiede erhalten wollen.* Zwar gab Hensche zu, *„daß es auch in Zukunft unterschiedliche Löhne und Gehälter geben wird"*, aber er möchte eben, wie es scheint, nur den ganz kleinen Unterschied.

Wie klein er sein müsse, um einem allgemein gültigen Gerechtigkeitsgefühl zu entsprechen, sagte Hensche natürlich nicht, und es hat bis zur Stunde auch kein Gelehrter zu sagen gewußt, wie ein Schema für die Verteilung von Einkommen, für die Verteilung von Vermögen aussehen müßte, um von der Mehrheit der Bevölkerung tatsächlich als *„gerecht"* erlebt zu werden. Hensche spottete in seinem Leitartikel auch noch über die Reizworte Nivellierung und Gleichmacherei und erklärte: *„Längst ist es be-*

wiesen, daß die Begabungen gleich verteilt sind, daß nicht Erbanla-
gen, sondern soziale Benachteiligungen dazu führen, daß die
menschlichen Fähigkeiten unterschiedlich entwickelt sind."
Ausgerechnet aber in den Wochen, da Dr. Hensche seine Erkenntnisse zu Papier brachte, lief in der Wochenzeitung *„Die*
Zeit" eine Artikelserie zum *„Mythos Gleichheit",* der zahlreiche
Tatsachen aufführte, die eines überzeugend belegen: nach dem
heutigen Stand der zuständigen Wissenschaften ist ein sehr großer Teil der Begabungen und Fähigkeiten eines jeden Individuums genetisch vorgegeben.

Wir haben zwei Stellungnahmen von zwei Vorstandsmitglie-
dern zweier Gewerkschaften vor uns, geäußert zum gleichen Zeitpunkt im gleichen Land, und doch liegen Welten zwischen der
Sozialphilosophie und Menschenkenntnis des einen und des anderen. Und es ist vielleicht kein Zufall, daß bei diesem Gegen-
satzpaar die Position des blinden Egalitären vom Akademiker
und Intellektuellen, vom Fabrikantensohn eingenommen wird,
während das Menschenrecht auf Ungleichheit von einer Gewerkschaft vertreten wird, deren Name schon erkennen läßt, daß sie
mit beiden Beinen auf dem festen Erdboden steht und die weiß,
daß beispielsweise völlige Schwindelfreiheit, die man für manche
Tätigkeiten in ihrem Bereich braucht, nicht auf Umwelteinflüsse
zurückgeführt werden kann.

7.
Die Besserverdienenden und die Polarisierung der Gesellschaft

Das Modewort Polarisierung

Je härter die politische Auseinandersetzung wird, desto besorgter reden manche von der Polarisierung der Gesellschaft – selbst wenn sie insgeheim eine solche fördern. Doch dieses Modewort kann zu gefährlichen Fehlschlüssen verleiten. Was läßt sich eigentlich polarisieren? Die Brockhaus-Enzyklopädie nannte 1972 Polarisierung *„ein neueres Schlagwort für die Verhärtung der Gegensätze innerhalb einer Gesellschaft"*. Bei einer solchen Polarisierung kann es sich um Konflikte zwischen politischen Richtungen, zwischen Rassen, zwischen Religionen, zwischen Generationen handeln. Mit dem Spätmarxismus, mit der neuen Linken, wurde die Polarisierung der Bundesrepublik für manche ein Ziel, das man durch gezielte *„Bewußtseinsveränderung"*, durch Konfliktrollen-Einübung der Kinder in den Schulen, durch grobe Feindbildprägungen erreichen wollte. Oft ist dabei der Begriff *„Emanzipation"* nur eine Tarnung für die angestrebte Polarisierung.

Wer hingegen auch künftig in einem demokratisch verfaßten Gemeinwesen mit Toleranzgebot und Verfassungsgebundenheit leben möchte, wird eine gewollte und manipulierte Polarisierung als Gefahr, als Subversion betrachtetn. Gleichgültig, ob man eine Polarisierung wünscht, fürchtet oder vorgibt zu fürchten, die Frage bleibt, ob es eine eigentliche Polarisierung einer Bevölkerung von 60 Millionen Menschen überhaupt geben kann.

Genau betrachtet, kann es eine echte Polarisierung nur in überschaubaren Gruppen geben. Eine Bevölkerung ist keine Gruppe und läßt sich auch nicht in zwei, drei oder in fünf echte Gruppen zerlegen. Soziale Polarisierung ist jedenfalls als Begriff um so zutreffender, je mehr es sich um echte Gruppen handelt und je weniger Mitglieder diese haben. Ein ursprünglich rein physikalischer Begriff wie Polarisierung kann u. U. die soziale Wirklichkeit einigermaßen wiedergeben, wenn das soziale Kräftefeld vorwiegend geographisch aufgefaßt wird und wenn es zwei deutliche siedlungssoziologische Schwerpunkte hat. So könnte man vielleicht einmal von einer Polarisierung der Bundesrepublik sprechen, wenn man die beiden Pole Hamburg und München im Auge hat.

Eher zweifelhaft ist es aber, ob man von einer Polarisierung der Bevölkerung in Jugend und Nichtjugend reden kann. Neuere Umfrageergebnisse in Europa, aber auch in den USA, haben gezeigt, daß die um 1970 so hochgespielte Polarisierung der Gesellschaften nach junger und alter Generation ausgeblieben ist. Vermutlich nicht zuletzt deshalb, weil Jugend eben doch für die Mehrheit kein Lebensberuf ist, obschon viele Politiker aller Parteien in westlichen Ländern seit etwa 1967, in der Bundesrepublik Deutschland mehr als anderswo, sich bei ihrer Gesetzgebung und in ihren Verlautbarungen verhalten haben, als ob *„Jugend"* ein lebenslänglicher Status wie *„Mann"* bzw. *„Frau"* wäre. Als die Frankfurter Allgemeine Zeitung am 21. 2. 1983 in einem Leitartikel Zweifel anmeldete, ob sich die von der *„Enquete-Kommission Jugendprotest im demokratischen Staat"* umschmeichelte *„Jugend"* überhaupt mit der großen Mehrheit der jungen Menschen in Deckung befinde, erwiderte der Sekretär dieser Bundestagskommission, Dr. Eckart Busch, am 22. 3. 1983 in einem Leserbrief mit einem äußerst entlarvenden Satz: *„Nicht die bestochenen, sondern die kritischen jungen Leute sind das Ziel der Arbeit dieser Kommission."* Wer also normal lernt, etwas leistet, nicht aussteigt, mit seinen Eltern in Frieden lebt und als Freizeitspaß keine Schaufenster demoliert, ist, wie schrecklich, bestochen!

Ungeachtet jedoch der Schwierigkeiten, die auftauchen, sobald man über eine wirkliche Polarisierung einer Bevölkerung nachdenkt, spielt das Schlagwort in der Tagespolitik unverändert eine erhebliche Rolle. So wird nach wie vor – zuerst hörte man es Mitte der 70er Jahre – behauptet, die Bundesrepublik werde unter einer CDU/CSU-Regierung unregierbar werden, weil die aus der Regierung abgewählte SPD *„in die linke Polarisierung"* abgedrängt werden könne, eine SPD, die nicht mehr den Bundeskanzler stelle, könne so radikal werden, daß die Bundesrepublik unregierbar würde. Zwar geben sich manche Leute die größte Mühe, dieser *„Selbst-Erfüller-Prophezeiung"* (self-fulfilling prophecy) auf die Beine zu helfen, drohen mit Generalstreik und ähnlichem, aber ich empfehle Gelassenheit. Angesichts solcher Prognosen mit Hilfe des Begriffes *„Polarisierung"* ist die Frage nach den Grenzen der gesellschaftlichen Polarisierbarkeit allerdings wichtig. Vor allem ist zu fragen, welche Bevölkerungssegmente denn überhaupt davon erfaßt werden können? Gerade dort nämlich, wo es ein stabiles Zweiparteiensystem gibt, z. B. in den USA, entspricht einer starken politischen Polarisierung der beiden Parteien keineswegs immer eine solche der Bevölkerung. Unter bestimmten Bedingungen kann einer besonders intensiven und gehässigen Polarisierung von zwei politischen Parteien in der Bevölkerung insgesamt eher eine Distanzierung zu allen Berufspolitikern korrespondieren. Man denke z. B. an die für europäische Vorstellungen stets sehr geringe Wahlbeteiligung in den USA. Aber auch das Zerfallen der Wählerschaft in zwei ungefähr gleichgroße Blöcke bei sehr hoher Wahlbeteiligung braucht nicht zu bedeuten, daß die von den beiden Parteien oder von einer Partei benutzten Feindbilder und Polarisierungsschablonen in dieser Intensität und Grobheit auch von der Bevölkerung in den beiden Wählerblöcken nachempfunden und akzeptiert worden sind. Und ausgerechnet unter Regierungschef Margaret Thatcher, der großen Polarisatorin, wie man sie an die Wand malte, sind den britischen Gewerkschaften die spektakulären Aktionen vergangen.

Selbst eine Bevölkerung wie die amerikanische, mit einem sehr hohen Anteil junger Menschen und einer Jugendrebellion, die sich als erste in der Geschichte sämtlicher Massenmedien bedienen konnte (und in deren Gunst stand), erfuhr Ende der 60er und Anfang der 70er Jahre keine eigentliche Polarisierung entlang irgendwelcher Generationengrenzen. Man schätzte später in den USA die Zahl der Menschen, die dort um 1969 eine Polarisierung vortäuschen konnten, auf 300 000 Radikale und 300 000 Mitläufer – in einer Gesamtbevölkerung von über 200 Millionen. Es ist aufschlußreich, diese Beurteilung, wie sie sich im Rückblick ergab, mit den Prognosen über die unaufhaltsame Polarisierung der amerikanischen Nation zu vergleichen, wie sie die Washingtoner Korrespondenten europäischer Zeitungen noch im Mai 1970 äußerten. Bezeichnenderweise ist der seit Mai 1980, ausgehend von Zürich, in der Bundesrepublik so hochgejubelte neue Jugendprotest nicht einmal andeutungsweise in den USA von einer parallelen Entwicklung begleitet worden. Die Lagerung der verschiedenen Generationen in einer heutigen Bevölkerung eines großen Landes ist viel zu komplex, die Generationen sind mit den einzelnen Familien viel zu sehr verschränkt, als daß man in ein paar Jahren mit dem Gegeneinanderausspielen von Jung und Alt, wie es versucht wurde und versucht wird, eine Gesellschaft polarisieren könnte. Diese Feststellung soll nicht als Entwarnungssignal mißverstanden werden. Sie richtet sich vielmehr gegen eine vorzeitige Resignation. Schließlich wird auch der „Stern", ein Hauptagitations-Medium für den „Jugendprotest", nach dem Hitler-Tagebücher-Debakel nie mehr ganz das sein, was er vorher war.

Man muß aber auch die Polarisierbarkeit der Gesellschaft entdämonisieren, damit sie aufhört, eine gespenstische Prognose zu sein, mit der Wähler eingeschüchtert werden können. Das Schlagwort von der gesellschaftlichen Polarisierung dient ähnlichen Zwecken wie das gleichzeitig entstandene Modewort von der Eskalation. Beide Worte, als Prognose verkleidet, werden dazu benutzt, die Bürger davon abzuhalten, von Rechten, von ihrer Freiheit der Wahl, von ihrer legitimen Interessenwahrung Gebrauch zu machen. Politiker, aus Furcht, vom Wähler abberufen zu werden, sagen für diesen Fall die Polarisierung, die Unregierbarkeit des ganzen Landes voraus. Sie wissen, daß die Bürger darunter die Art von boshafter Anarchie – wie man sie z. B. auf den Straßen einiger Großstädte in den letzten Jahren immer wieder erlebte –, befürchten.

Solche Politiker ähneln dem sich äußerst human und zivilisiert gebenden Bandenchef in einem Kriminalfilm, der zu dem Opfer, das sich weigert, die Kombination zum Safe preiszugeben, sagt: Nun ja, ich will dir nicht weh tun, ich habe Herz; aber ich kann nicht immer hierbleiben, und was meine Helfer mit dir tun werden, die dich bewachen, dafür kann ich leider nicht garantieren. Dieses Mittel der Nötigung steckt in der Prognose der Unregierbarkeit für den Fall der eigenen Wahlniederlage.

Als ausreichender Grund für eine Polarisierung, für eine Radikalisierung gilt manchen die Behauptung, daß wir noch eine *„Klassengesellschaft"* hätten. So kann man nicht nur von weit links stehenden Personen, sondern auch von wohlmeinend bekümmerten Sozialpolitikern aller Parteien, die These hören, unsere Gesellschaft litte an der ungleichen Teilhabe der Bürger an den Gütern und Leistungen dieser Gesellschaft. Dies führe zu Interessengegensätzen, die ihrerseits gegenseitiges Verständnis und Solidarität der Bürger behindern. So betrachtet, sei unsere Gesellschaft eben immer noch eine Klassengesellschaft.

Wie inhaltlos diese zunächst einleuchtend klingende Behauptung in Wirklichkeit ist, zeigt sich u. a. daran, daß sie auch dann eine formal richtige Aussage darstellt, wenn man es so eingerichtet hat, daß jeder Einwohner der Bundesrepublik im Laufe seines Lebens netto genau dieselbe Gesamtsumme verdient, nämlich jeweils genausoviel wie alle anderen Gleichaltrigen.

Stellen wir uns eine fortwährende Umverteilung, eine zwangsweise staatliche Gleichmacherei vor, durch die jeder Erwachsene von 18 bis an sein Lebensende netto genau gleich viel (oder gleich wenig) verdient wie alle anderen Gleichaltrigen: alle 18jährigen z. B. 1000 Mark, alle 25jährigen vielleicht 1500, alle 50jährigen 3000, alle 60jährigen 4000, alle 70jährigen wieder nur 1500 – oder welche Beträge und Abstufungen auch immer. Jeder Angehörige eines Jahrganges darf, je nach Alter, pro Jahr nur über genau die gleiche Summe verfügen. Ein solches Verfahren würde doch außerordentlich *„sozial gerecht"* aussehen. Jedenfalls viel gerechter als eines, das jedem Bürger von 18 bis an sein Lebensende genau das gleiche jährliche Nettoeinkommen beließe.

Wenn es aber weiterhin einen freien Markt und kein lückenloses Bezugsscheinsystem gibt (von den unvermeidlichen schwarzen Märkten abgesehen), würden unter diesem scheinbar sozial so gerechten Verfahren z. B. alle 40- bis 60jährigen eine Klasse bilden, die an den Gütern und Leistungen der Gesellschaft reichlicher teilhaben kann als es der Klasse der 18- bis 25jährigen möglich ist. Wir hätten also selbst bei ausgeklügelter totaler Gerechtigkeit ebenfalls eine sog. Klassengesellschaft. Und wenn wir an die Altersklassenkonflikte vieler Naturvölker denken, vermutlich eine viel neidischere, konfliktreichere Gesellschaft als die jetzige.

Insoweit sich nun tatsächlich Einkommen aus Erwerbstätigkeit, aber auch erworbenes und ererbtes Vermögen in einer Bevölkerung zu einem erheblichen Grade entsprechend der Altersschichtung der Haushalte streut, ist die ungleiche – d. h. die unterschiedliche – Teilhabe der Bürger an den Gütern und Dienstleistungen ihrer Wirtschaft zu einem für die Betrachtung jeweils gewählten Zeitpunkt selbstverständlich. Wen das bekümmert, der sei doch lieber aufrichtig genug und erkläre als sein Ziel eine Bevölkerung, in der jeder Erwachsene sein Leben lang das gleiche Nettoeinkommen verfügbar hat, gleichgültig, welchen Beruf er ausübt, was er leistet oder nicht leistet, was ihm einfällt oder nicht einfällt, welche Verantwortung zu tragen er bereit ist oder nicht bereit ist. Man sage das offen und probiere aus, wie viele Wähler sich damit auf den Leim locken lassen.

Der Legitimierungszwang

Allerdings wird es selbst unter diesem egalitären Einkommensschema nach wie vor *„ungleiche Teilhabe"* an den Gütern und Leistungen der Gesellschaft geben, und zwar nicht nur, weil insgesamt weitaus weniger angeboten würde und weil der graue bzw. schwarze Markt stets der ungerechteste ist, sondern auch weil man nicht verhindern kann, daß sich z. B. fünf Geschwister oder Bekannte zum abwechselnden Gebrauch ein teures Sportgerät kaufen, das ein einzelner nie sich ersparen könnte, ehe er für diesen Sport zu alt geworden ist.

Wer unbedingt will, kann natürlich verschiedene Ansätze für eine Polarisierung finden: man kann zwei Religionen oder zwei Sprachgruppen in einem Land gegeneinander ausspielen; man kann Fremde und Eingesessene zur Polarisierung verwenden. Jedoch gelten die meisten Versuche dieser Art mit Recht in den westlichen Demokratien als verwerfliche Volksverhetzung, als Minderheitenverfolgung. Deshalb bleibt eben für Polarisierungspolitiker nur die herkömmliche nach *„arm"* und *„reich"*, nach

„privilegiert" und *„unterprivilegiert"*. Die Polarisierung, teils als Behauptung einer sozialen Tatsache, teils als angestrebtes Ziel in der Sprache linker Massenmedien und linker Politiker, erstreckt sich also in erster Linie auf viel Verdienende und weniger Verdienende, im Jargon der Mißgunstmanager, auf Reiche und Arme, auf Besser- und Normalverdiener. Anschaulich gemacht wird dies durch vermeintlich schlagende Kontraste.

So begründete 1974 der damalige Bundeswissenschaftsminister Klaus von Dohnanyi, in einer veröffentlichten Erwiderung an den Präsidenten des Hochschulverbandes, seine eigene Verwendung des Begriffes *„soziale Klasse"* mit folgendem Argument: Die neue Linke habe den Klassenbegriff mit Recht wieder ausgepackt und in die politische Debatte eingebracht, weil, so Klaus von Dohnanyi, *„auf Grund eines als selbstverständlich hingenommenen Leistungsmaßstabes unserer Gesellschaft die aufopfernde Hebamme mit ihrem 14-Stunden-Tag nur gut ein Hundertstel dessen auf dem Lohnzettel hatte, was ein unbestreitbar brillanter Chefchirurg ... mit seinem ebenso aufopfernden 14-Stunden-Tag verdienen konnte"*.

Klaus von Dohnanyi hat allem Anschein nach (siehe oben S. 62) 1974 und 1982 denselben „Ghost" im Stall seiner Redenschreiber – oder eine Fixierung auf die Hebamme.

Fast immer fallen den Aposteln der Gleichheit die Ärzte als erstes Beispiel für die angebliche Irrationalität unserer Leistungsbewertung ein; aber mir hielt ein linker Gesprächspartner in einer Fernsehsendung auch schon die Frage entgegen, weshalb eigentlich der Chefpilot eines Düsenflugzeuges mehr als ein Straßenbahnschaffner verdienen müsse.

Ein Gedankenexperiment: Wenn wir gerade so viele freiberufliche Hebammen hätten, daß sie alle unkomplizierten Entbindungen, die anfallen, vornehmen könnten, und jede Hebamme würde an 5 Tagen in der Woche nur jeweils 4 Entbindungen ausführen, so wären das im Jahr 1000 Entbindungen, bei reichlich Urlaub. Wären die Frauen bereit, für eine Entbindung, die sie ja in der Regel nur ein, zwei oder dreimal in ihrem Leben brauchen werden, soviel an Honorar an die Hebamme zu zahlen, wie sie (ihr Leben lang) jährlich für Dauerwellen ausgeben, dann käme jede Hebamme spielend auf das Chefarzteinkommen, und niemand fände etwas dabei. Gewiß, der Pillenknick in der Geburtenkurve (und die Erleichterung der Abtreibungen) können meine Kalkulation ein wenig zuungunsten der Hebammen verschieben, aber wegen eines gynäkologischen Konjunkturzyklus braucht ja z. B. der Unfallchirurg sein Einkommen nicht neu zu *„legitimieren"*.

Die Frage des endgültig leistungsgerechten Lohnes ist eben nicht beantwortbar, sofern man nicht innerhalb enger und wirklich vergleichbarer Tätigkeitsfelder bleibt. Die Tätigkeiten und die Voraussetzungen für die Tätigkeit beim Straßenbahnfahrer und Düsenflugzeugpiloten, bei der Hebamme und beim Herz- oder Hirnchirurgen sind nun einmal nicht ernsthaft vergleichbar, selbst wenn in all diesen Fällen Unsachgemäßheit oder Unachtsamkeit Menschenleben gefährden können. Um nur einen Grund für die Ungleichheit der Einkünfte zu nennen: Es kommt ja nicht nur auf die Befolgung von einigen wenigen Sicherheitsregeln oder von bewährten Handgriffen an, die viele Berufe zu sehr verantwortungsvollen Berufen macht, sondern auch darauf, wie lange jemand sich wie viele Kenntnisse aneignen muß, wieviel verschiedene Tätigkeiten er in Übung halten muß, einen wie großen wachsenden und sich ständig ändernden Wissensbestand er laufend in letzter persönlicher Verantwortung auf seine Bedeutung im Einzelfall hin beurteilen muß, um bei der Erbringung seiner spezifischen Arbeitsleistung aus Hunderten oder manchmal Tausenden von Möglichkeiten die beste zu wählen und ihr entsprechend zu handeln.

Der Verleger der *„Zeit"*, Gerd Bucerius, hat in einem offenen Brief an Heinrich Böll Mitte der 70er Jahre geschrieben, von *„den Reichen"* könne man bestenfalls reden, wenn es sich um Nettoeinkommen handle, die höher sind als das Nettoeinkommen eines Bundesministers, der zugleich auch Mitglied des Bundestages ist.

Ich möchte noch einen Schritt weiter gehen: Ohne einer anderen grundsätzlichen Widerlegung der angeblichen Legitimierungspflicht für Verschiedenheit bei Einkommen vorzugreifen, besteht eine solche Pflicht überhaupt für keinen Menschen, solange sein Einkommen nicht wesentlich das Einkommen übersteigt, das der Bundeskanzler, der zugleich Mitglied des Bundestages ist, jeweils erzielt. Und zwar ist dies m. E. gerade deshalb der Fall, weil wir in einer Demokratie leben, die Chancengleichheit anstrebt.

Theoretisch kann heute jeder beliebige 18jährige Bundeskanzler werden. Daß es diese Position nur einmal im Lande gibt, spielt ja für die Legitimierungsfrage keine Rolle. Man braucht eben nur einen Bundeskanzler, aber man braucht zahlreiche Ärzte, Jet-Piloten, hervorragende Rechtsanwälte, Unternehmensführer und andere Spezialisten, wie z. B. Operndirigenten. Niemandem darf aber das Recht abgesprochen werden, sich mit 18 zum Beruf des Politikers zu entschließen. Und mehr als je zuvor, kann niemand, der nicht an die Spitze einer politischen Karriere gelangt, behaupten, es habe an den ungleichen Bildungschancen gelegen.

Wenn man sich aber damit begnügen muß, die Bevölkerung in zwei Kategorien zu *„polarisieren"*, nämlich in solche, die netto nicht mehr als der Bundeskanzler und solche, die netto wesentlich mehr als dieser verdienen, dann bleibt auf der Seite der sog. Großverdiener ein so winziger Prozentsatz der erwachsenen Bevölkerung übrig, daß es absurd wäre, von einer Polarisierbarkeit zu reden. Gerade also wenn man die Grundsätze einer auf Chancengleichheit zielenden Demokratie unterstellt, darf niemand nach der Legitimation für sein legal zustande kommendes Einkommen gefragt werden, solange es nicht einmal das Nettoeinkommen eines Bundeskanzlers übersteigt.

Die Polarisierung der Bevölkerung in viel und weniger viel Verdienende ist noch aus einem weiteren Grund willkürlich und abwegig. Polarisieren lassen sich ja überhaupt nur zwei annähernd gleich große, in sich aber einigermaßen homogene Bevölkerungsteile, zwischen denen außerdem eine deutliche Kluft liegt. Im Gegensatz etwa zu religiösen, sprachlichen, ethnischen Bevölkerungsmerkmalen, die wegen ihrer Deutlichkeit und Unübersteigbarkeit Ursache oder Ziel einer Polarisierung sein können, ist die Einkommens- und Vermögensgröße einer Bevölkerung ganz ungeeignet als Grundlage für eine soziale Polarisierung. Bei den Einkommens- und Vermögensverhältnissen handelt es sich nämlich um ein Kontinuum.

Wir könnten sowohl das Einkommen als auch das Vermögen eines jeden der 23 Millionen Haushalte in der Bundesrepublik in eine Reihe bringen, vom niedrigsten zum höchsten Wert. Es zeigt sich dann, daß es unmöglich ist, an irgendeiner Stelle dieser Reihe den Grenzpfahl für die soziale Polarisierung zu stecken. Dies ginge nur mit gröbster Willkür, die nie die Zustimmung eines für wahlpolitische Zwecke ausreichend großen Bevölkerungsteiles finden wird. Und dies um so weniger, wenn man von der Naivität (oder Verlogenheit) bisheriger Statistiken abgeht und nicht mehr so tut, als ob der Haushalt des 18jährigen und des 60jährigen die gleichen Chancen für ein gleich hohes Einkommen und ein gleich großes Vermögen hätten haben können.

Es war deshalb auch vollkommen unsinnig, daß gerade die CDU/CSU im Bundestagswahlkampf 1983 in Torschlußpanik auf die Idee kam, für alle, die mehr als 100 000 Mark im Jahr verdienen, eine steuerliche Ungleichbehandlung einzuführen – so als ob die Steuerprogression für diese Kategorie von Personen noch nicht genug sei. Hier wurden mutwillig Pflöcke für eine Polarisierung eingerammt, wobei, um den Unsinn perfekt zu machen, nur einer Sorte von Erwerbstätigen die Möglichkeit belassen wurde, der Sondersteuer auszuweichen.

Unter ganz Gleichen kann keiner Helfer sein

In jeder Industriegesellschaft, in jeder Millionenbevölkerung mit 20 000 bis 25 000 verschiedenen Berufen gibt es natürlich Menschen, bei denen sich verschiedene Ungleichheiten potenzieren. Hohes Einkommen, hohes Prestige und eine exklusive Berufsposition (u. U. mit fast monopolistischer Leistungserbringung) können zusammentreffen. Dem Egalitären ist das hohe Berufsprestige, ist die Autorität einer bestimmten Position allerdings selbst dann zuwider, wenn damit keine finanziellen Vorteile verbunden sind. Als schlimmste Ungerechtigkeit gilt jedoch der Fall, bei dem hohes Berufsprestige, hohes Einkommen und eine durch das Wesen dieses Berufes bedingte Knappheit der beruflichen Leistungen auf dem Markt zusammen in Erscheinung treten. Es läßt sich aber zeigen, daß selbst diese extreme Ungleichheit für das Angebot, für das Vorhandensein von Leistungen für andere Menschen eine entscheidende Voraussetzung darstellt – und zwar für Leistungen, die fast jeder in der Mehrheit der Bevölkerung irgendwann einmal in Anspruch nehmen möchte.

Grundsätzlich jeder in einer Bevölkerung kann einmal in die Lage kommen, in der für ihn das Vorhandensein, das Wirken einer sehr kleinen Zahl von höchst Ungleichen persönlich entscheidend und deshalb wünschenswert ist. Diese winzige Personenkategorie, manchmal eine kleine Elite, kann aber diesen für irgendeinen einzelnen irgendwann einmal entscheidenden Dienst nicht mehr wirksam leisten, wenn man sie der Gleichheit zuliebe ihrer Ungleichheit beraubt hat, und sei es nur durch das Aufblähen dieser Personenkategorie. Niemand in einer größeren Bevölkerung kann im voraus wissen, wann sein Wohl gerade vom Vorhandensein einer anscheinend höchst privilegierten kleinen Personenkategorie in irgendeinem Gebiet, in irgendeinem Tätigkeitsfeld abhängen wird.

Ich möchte das an der Einrichtung des Obersten Gerichtshofes der Vereinigten Staaten (U. S. Supreme Court) erläutern. Dieses höchste Gericht hat heute, fast 200 Jahre nach seiner Einrichtung durch die Verfassung der USA, genau dieselbe Zahl von Richter wie am Anfang, nämlich neun. Heute, wie am Ende des 18. Jahrhunderts, hängt für jeden Einwohner der USA in einem existenzwichtigen Fall sein Schicksal in letzter Instanz davon ab, ob sich von diesen neun Richtern fünf für seine Argumente gewinnen lassen.

Diese Zahl von neun Richtern, die nichts delegieren können, wurde aber einst für eine Bevölkerung von nur 4 Millionen festgelegt. Heute, bei einer Bevölkerung von 230 Millionen (1982) sind es immer noch nur diese neun Richter. Es ist somit offenkundig, daß die Chancen eines Bewohners der USA, seinen zivil- oder strafrechtlichen Fall vor diesem obersten Gericht behandelt zu bekommen, heute unendlich viel kleiner sind als vor 200 oder 150 Jahren, weil er sich die Zeit dieser neun Richter heute mit über 230 Millionen statt mit ursprünglich vier oder fünf Millionen Menschen teilen muß. Der Zugang zu dieser wichtigsten Leistung des amerikanischen Gemeinwesens, daß nämlich prinzipiell jeder, wenn sein Fall, sein Problem entscheidungswürdig ist, vor den Supreme Court gelangen kann, diese Leistung ist heute weitaus weniger gleichmäßig zugänglich als am Anfang der Nation.

Und doch hat bisher niemand ernsthaft vorgeschlagen, diese Chancenungleichheit zu beseitigen, also statt des einen Neun-Mann-Gerichtes, nunmehr, der Bevölkerungszunahme entsprechend, einige Dutzend völlig gleichrangige oberste Gerichte zu schaffen. Ein wesentlicher Grund für diese erstaunliche Abstinenz der Egalitären dürfte folgender sein: Der Wert, die Autorität eines Urteils des U. S. Supreme Court würde sofort so absinken, daß z. B. keine sich diskriminiert glaubende Minderheit mehr damit rechnen könnte, ein Urteil zu ihren Gunsten würde ihr je noch so viel und so durchschlagend nützen wie den Negern das berühmte Urteil vom Mai 1954. Hätte damals ein Supreme Court von vielleicht 36 gleichrangigen Supreme Courts das Urteil gesprochen, so wäre es sehr wahrscheinlich gesellschaftspolitisch (auch in den Massenmedien) bei weitem nicht so wirksam gewesen. Das Charisma, die Durchsetzungskraft einer Entscheidung des U. S. Supreme Court hängt eben auch davon ab, daß jeweils nur fünf von nur neun, und nur von neun, Richtern das letzte Wort in der Nation haben.

Ähnlich liegen die Dinge bei Nobelpreisträgern. Keiner Sache, keinem Anliegen, keiner politischen Partei, keiner Protestbewegung auf der Welt würde es viel nützen, einen oder drei Nobelpreisträger auf ihrer Seite zu haben, wenn man schon vor langer Zeit die Zahl der Nobelpreise verzehnfacht und die Dotierung von ca. 300 000 auf je 30 000 DM gesenkt hätte. Dies hätte sich ja mit der heute viel größeren Zahl von Wissenschaftlern, von um den Frieden bemühten Diplomaten, von Autoren begründen lassen. Die sofortige weltweite Beachtung einer jeden Äußerung, einer jeden Handlung eines Nobelpreisträgers, zu jeder Angelegenheit, gleichgültig, auf welchem Gebiet er selber arbeitet, hängt sicherlich weitaus mehr mit der einsamen Höhe der Dotierung, der kleinen Zahl der Preisträger als mit der Treffsicherheit der Preisrichter zusammen.

Schadet aber diese so neiderregend willkürlich geschaffene und einzigartig dotierte Elite irgend jemandem? Und der jüngste Anfänger in der Wissenschaft, der jüngste Literat, ebenso wie der Häftling in einem hoffnungslos verfahrenen Prozeß kann darauf hoffen, daß er die Aufmerksamkeit und Fürsprache irgendeines Nobelpreisträgers gewinnen kann. Sie erfüllen also eine den neun obersten Richtern der USA vergleichbare Funktion, weltweit.

Die Entscheidungen des U. S. Supreme Court, die Meinung, das wissenschaftliche, künstlerische oder politische Urteil eines Nobelpreisträgers (auf einem Gebiet, wo er kompetent ist, leider auch sehr oft, wo er nicht kompetent ist) gehören zu den knappen Gütern dieser Erde. Ihre Knappheit ist aber die unerläßliche Voraussetzung ihrer Begehrtheit, d. h. ihrer überragenden Wirksamkeit (eine Wirksamkeit, die sich vor allem als soziale Kontrolle in Fällen dartut, wo jemand keine physischen Machtmittel einsetzen kann). Diese Wirksamkeit und somit ihre Knappheit hängen aber auch wieder von der kleinen Zahl derjenigen ab, die diese Urteile aussprechen; somit ist diese Wirksamkeit gebunden an das Vorhandensein einer äußerst kleinen und – im wahren Sinne des Wortes – privilegierten Personenzahl.

Einem möglichen Mißverständnis sei vorgebeugt: Ich habe sowohl an Entscheidungen (und Urteilsbegründungen) des U. S. Supreme Court in Washington als auch an den Stellungnahmen verschiedener Nobelpreisträger über die Jahre hinweg sehr viel auszusetzen gehabt. Ich empfehle also keine unkritische Autoritätsgläubigkeit. Es geht mir darum, zu zeigen, daß gerade viele Egalitäre, viele linke Persönlichkeiten nie etwas gegen diese beiden Miniatureliten sagen, weil sie sich bisher so oft als Nutznießer der Wirksamkeit dieser Eliten gefunden haben. Diese beiden Kategorien von echten Privilegienbesitzern sind für mich nur Beispiele, um die Frage zu stellen, ob es nicht auch auf anderen Gebieten unseres Lebens, unseres Gemeinwesens bestimmte Positionen gibt, deren der Gleichheit zuliebe angegriffene Privilegien, Vorteile, Annehmlichkeiten, Prestige usw. in Wirklichkeit die Voraussetzung für Leistungen an Mitmenschen sind, von denen niemand wissen kann, ob und wann er sie dringend brauchen wird – von Leistungen aber, die unzuverlässig oder schwächer werden, sobald man anfängt, die Leistungserbringer der Gleichheit zuliebe irgendeiner Mehrheit anzugleichen.

8.
Der Mythus von der Reformunfähigkeit der gesetzlichen Krankenversicherung

Die Scheu vor der Selbstbeteiligung

Anfang 1981 war das 68. Bergedorfer Gespräch in Hamburg dem Thema gewidmet: *„Ausbau des Sozialstaates und das Dilemma des Staatshaushaltes."* Der Konsens der teilnehmenden Wissenschaftler und Journalisten war, daß eine Zweiteilung der sozialen Sicherheit zu erwägen sei:

1. die Deckung eines Minimalbedarfes, der vielleicht unter dem heutigen Niveau liegt und im Kollektiv gedeckt wird;

2. die darüber hinausgehenden Sicherungen sollten rein privatwirtschaftlich oder in verschiedenen Selbsthilfeeinrichtungen abgedeckt werden.

Vor allem aber waren sich die Wissenschaftler und Journalisten weitgehend einig, daß nur spürbare Kostenbeteiligungen, wie sie in vielen anderen Ländern selbstverständlich sind, eine Krankheitskostenexplosion wirklich bremsen können. Doch die Politiker aus allen Bundestagsparteien, allen voran Anke Fuchs, verteidigten ohne jede Einschränkung die kollektiven Sicherungseinrichtungen und empörten sich über den bloßen Gedanken an Selbstbeteiligungen.

Kürzlich fand in der Schweiz ein internationales Symposium über die Frage der Kostenbeteiligung im Krankenversicherungssystem statt, das jetzt auch als Buch vorliegt *(Cost-Sharing in Health Care, hrsg. von A. Brandt, B. Horisberger u. W. P. von*

Wartburg, Berlin 1980). Darin werden alle Argumente für und wider aufgezählt. Das Hauptargument der Gegner ist folgendes: so bald der mündige Bürger auch nur ein wenig von seinem eigenen Geld zu- oder vorschießen muß, wird er in der Regel viel zu spät zum Arzt gehen. Zwar versteht man dann nicht, weshalb die Schweizer, Franzosen oder Amerikaner nicht schon längst im Aussterben begriffen sind, aber das Argument ist auch auf eine ganz andere Art widerlegbar.

Wenn man eine größere Zahl von Anamnesen in Monographien, in medizinischen Zeitschriften liest, wenn ich mich an Beobachtungen in meiner Umgebung während der letzten 40 Jahre in verschiedenen Ländern erinnere, so kann es doch keinen Zweifel geben: die individuelle, teils situations-, teils charakterbedingte Variationsbreite unter den Menschen hinsichtlich des Zeitpunktes oder zeitlichen Abstandes beim Entschluß zur ersten oder erneuten Kontaktaufnahme mit einem Arzt ist bei gleichen Befunden ungeheuer groß.

Vor gut 20 Jahren machte sich bei mir ein horizontal im Kiefer liegender Weisheitszahn bemerkbar; jedenfalls führte ich Schmerzen auf ihn zurück, nachdem ich das Röntgenbild gesehen hatte, auf dem er erstmals entdeckt worden war. Mein damaliger Zahnarzt, ich lebte um jene Zeit in den Vereinigten Staaten, warnte mich, daß ein querliegender Weisheitszahn zunehmend Druck auf die nächstliegenden normalen Zähne ausüben werde. Entfernen wolle er selber ihn allerdings nicht. Dafür sei der Kieferchirurg zuständig. An einen solchen überwiesen, gab es weitere Röntgenaufnahmen und die Diagnose: kein Zweifel, das ist ein ernstes Problem, und das ist die Ursache der Schmerzen.

Obwohl zu jener Zeit, vor einem Vierteljahrhundert, die Aufklärungspflicht der Ärzte in den USA noch keineswegs so fest verankert war wie heute, nannte mir der Kieferchirurg auf meine Fragen ungeschminkt alle Risiken: vom Narkosezwischenfall bis zum auseinandergebrochenen Kiefer. Ich bedankte mich, zahlte für die Beratung, steckte die Röntgenbilder ein und ging zum Zahnarzt zurück. – Was tun?

Gemeinsam wogen wir die Risiken ab: eine mögliche Verschlimmerung des Zustandes, irreparable Schäden bei anderen Zähnen und die Operationsrisiken. Endlich gab mir mein Zahnarzt den erlösenden Rat: *„Wissen Sie was: lassen Sie ihn drin.*

Vielleicht werden Sie morgen schon von einem Auto überfahren und werden nie wissen, welchen Kummer Ihnen dieser Zahn in zehn Jahren vielleicht bereitet hätte."

Heute, mehr als 20 Jahre später, kann ich berichten: der betreffende Weisheitszahn liegt immer noch störungsfrei dort, wo er damals lag, und vom Auto überfahren wurde ich inzwischen auch nicht.

Im Rückblick ist es für mich heute kaum möglich, zu wissen, inwieweit meine damalige richtige Entscheidung mitbeeinflußt war von der Tatsache, daß ich jenen kieferchirurgischen Eingriff voll aus der eigenen Tasche hätte bezahlen müssen. Vor 20 Jahren galt in den USA der bloße Gedanke, man könne oder solle sich für zahnärztliche Behandlungen versichern lassen, als verrückt. Und auch heute ist bekanntlich dort das Prinzip vorherrschend, daß – von Sozialfällen abgesehen – jeder Mensch für seine Zähne und deren Gesundheit selber aufzukommen habe. Unfälle können ja im Rahmen einer Unfallversicherung abgedeckt werden. Der eigentliche Punkt, den ich mit dem Beispiel beleuchten möchte, ist der folgende:

Wäre damals die Entfernung meines *„impacted wisdom tooth"* durch ein Naturalleistungssystem voll oder auch nur zu 80 % gedeckt gewesen, möglicherweise hätte ich mich für den, inzwischen als überflüssig erwiesenen Eingriff mit all seinen Risiken entschieden. Das heißt aber: selbst wenn spürbare Selbstbeteiligungen hin und wieder die Wirkung haben könnten, daß nicht absolut notwendige ärztliche Eingriffe unterbleiben, daß sie unbefristet vertagt werden, so gleichen sich innerhalb einer großen Bevölkerung sehr wahrscheinlich die Risiken wieder aus: das heißt, für jeden schwierigen und später Kummer verursachenden Weisheitszahn, den jemand aus finanziellen Erwägungen tatsächlich zu lange im Kiefer liegen läßt, wird es auch Fälle wie den meinen geben: die Vertagung der Operation ersparte den denkbaren Kieferbruch oder den Narkosezwischenfall. Analoge Fälle gibt es auch in anderen Bereichen der Medizin. Ich denke hier vor allem an die Orthopädie.

Oder nehmen wir als Beispiel die chronische rheumatoide Polyarthritis. Im Fall ihrer Früherkennung kommt als eine relativ erfolgversprechende Behandlung die chirurgische Sanierung im Inneren der befallenen Gelenke in Frage. Das ist eine denkbar

119

unangenehme, risikoreiche und natürlich äußerst kostspielige Behandlung, bei der eigentlich kein Mensch, der sich zu ihr entschließt, wissen kann, ob seine Polyarthritis im Lauf der nächsten zwei oder drei Jahrzehnte jemals so schlimm geworden wäre, daß dieser nur im allerersten Anfangsstadium sinnvolle große radikale Eingriff seine Rechtfertigung erlangt.

Es ist doch seltsam: der Politiker, der auf seinen ureigensten Entscheidungsgebieten nichts lieber tut, als Denkpausen und Dauerdialoge einzuschalten, auch jahrelang, eben solche Politiker glauben, allein das soziale Gesundheitswesen sei eines, in dem das Prinzip gilt: alles medizinisch überhaupt machbare, hier und jetzt uneingeschränkt für jedermann.

Die Inhomogenität der Gesundheit

Es ist ein Grundfehler der Gesundheitspolitik, daß sie der Öffentlichkeit von Jahr zu Jahr mehr suggeriert hat, die Gesundheit eines jeden und die der ganzen Bevölkerung entspringe einem geschlossenen und homogenen System von Leistungen der Krankenversicherung, und jede einzelne Maßnahme darin sei gleichrangig. Es ist aber wirklichkeitsfremd, wenn man die Maßnahmen eines jeden einzelnen im Interesse seiner Gesundheit als stets gleichrangige Ansprüche definiert und akzeptiert. Damit werden verschiedene Möglichkeiten, die Kostensteigerung im Gesundheitswesen zu bremsen, von vornherein als *„politisch nicht machbar"*, als indiskutabel ausgeklammert. So fällt auf, daß Politiker bei Erwägungen, wie man die Kosten der gesetzlichen Krankenversicherung unter Kontrolle, wie man den Aufwand für medizinische Leistungen in ein vernünftiges Verhältnis zum Ertrag an *„mehr Gesundheit"* bringen könnte, fast nur an Ärzte, Krankenhäuser und Pharmaindustrie denken. Ob es sinnvolle erfolgversprechende Steuerungsmöglichkeiten auf der primären Ebene, nämlich beim Nachfrager nach diesen Leistungen, geben könnte, bleibt im politischen Raum unerörtert.

In Wirklichkeit beginnen aber die weitaus meisten Inanspruchnahmen der Kassenleistungen mit der Entscheidung des einzelnen Menschen, den Arzt aufzusuchen. Es ist doch nicht so, als ob

120

Ärzte, Krankenhäuser und Apotheker mit Fangnetzen oder mit Lassos auf der Straße herumliefen und sich die Patienten holen. Ärzte und Krankenhäuser werben auch nicht für ihre Dienste. In der Regel hängt doch, von Unfällen und offensichtlich lebensbedrohlichen akuten Erkrankungen abgesehen, die durch Inanspruchnahme von medizinischen Leistungen erhaltene beziehungsweise wiederhergestellte „Gesundheit" in der Bevölkerung in erster Linie davon ab, daß Millionen von Individuen selbständig, ohne jede äußere Kontrolle oder Anleitung, über den Beginn einer solchen Leistung des Gesundheitswesens entscheiden. Sie entscheiden aber auch in den meisten Fällen nach Einleitung einer Behandlung, ob und in welchen Intervallen sie sich therapeutischen und zusätzlichen diagnostischen Maßnahmen tatsächlich unterziehen. Angesichts dieses enormen Ermessensspielraums ist es seltsam, wenn heutige Gesundheitspolitiker eben diesem, in seinen Gesundheitsbelangen so autonomen und souveränen Bürger nicht zutrauen wollen, daß er auch weiterhin in den meisten Fällen ausreichend rechtzeitige und richtige Entscheidungen treffen wird, sobald man in seine persönliche Entscheidung über den Beginn der Inanspruchnahme der ärztlichen Leistung einen Faktor einführt, der ihm Überlegungen der Wirtschaftlichkeit, des finanziellen Für und Widers nahelegt.

Um sich selbst vor der politisch vermeintlich gefährlichen (Wählerstimmen kostenden!) Versuchung zu bewahren, vielleicht doch einmal mit dem Einbau von Wirtschaftlichkeitserwägungen bei der Inanspruchnahme von Leistungen der Krankenversicherung zu beginnen, halten Politiker und Funktionäre eine Fiktion aufrecht. Jede einzelne Inanspruchnahme des medizinischen Sektors sei im Prinzip gleichwichtig –, da es ja immer um „die" Gesundheit ginge – und deshalb werde jede finanziell reizvolle Erwägung beim einzelnen Menschen, ob Aufwand und Erfolg bei diagnostischen und therapeutischen Maßnahmen in einem vernünftigen Verhältnis stehen, zu schweren Bedrohungen seines Lebens oder seiner Gesundheit auf lange Sicht führen.

Aber so liegen die Dinge in Wirklichkeit doch nicht. Gerade der Bürger nämlich, den man für unmündig hält, beispielsweise auch nur 50 oder 100 Mark pro Monat als „Gesundheitsbudget" selbst zu verwalten, den man für völlig unfähig hält, mit einem Kostenfaktor innerhalb seines Gesundheitspflege-Verhaltens vernünftig und verantwortungsvoll umzugehen, ausgerechnet dieser Bürger hat doch die absolute Freiheit, einen viel entscheidenderen Faktor selbst zu verwalten, nämlich den Zeitfaktor. Und niemand wagt, ihn bei dieser souveränen Disposition über den Zeitfaktor auf dem Gebiet seiner persönlichen Gesundheit zu drängen oder zu stören. Jeder von uns kennt zahlreiche Fälle, die zeigen, was hier mit der autonomen Verwaltung des Zeitfaktors durch den Versicherten gemeint ist. Solche Fälle könnten auch systematisch aus den Krankengeschichten zahlloser Patienten zusammengestellt werden.

Es gibt Menschen, denen Ärzte längst eine Gallenblasenoperation zum nächstmöglichen Termin angeraten haben, aber sie versuchen es eben doch immer wieder mit konservativen Maßnahmen. Sie sagen die Operationstermine ab, und man trifft sie auch nach Jahren immer noch in recht guter Verfassung an. Die Versicherten entscheiden aber auch allein, ob sie irgendwelche rheumaähnlichen Beschwerden schon in der nächsten Woche nach allen Regeln der Kunst diagnostizieren lassen wollen, oder ob sie es erst in einem halben oder in einem Jahr tun werden. Der eine läßt seine Augen jedes Jahr untersuchen, der andere läßt zwischen den Untersuchungen viele Jahre verstreichen. Es gibt Menschen, denen der Zahnarzt als Provisorium eine Kunststoffkrone in halbstündiger Arbeit auf einen Zahnstumpf setzt, die eigentlich nur einige Wochen, bestenfalls zwei oder drei Monate halten soll, bis man sich an die eigentliche Krone wagt, aber die Leute kommen nicht wieder, sondern erscheinen oft erst nach Jahren wieder in der Sprechstunde, mit einer immer noch brauchbaren Kunststoffkrone.

Sieht man von Unfällen jenseits einer gewissen Schwere ab und von hochfieberhaften Infektionskrankheiten, von akuten Kreislaufstörungen und Koliken der Bauchorgane, so bleibt ein ungemein breites Spektrum von Störungen und Zuständen, bei denen verschiedene Menschen sich offenbar zu ganz verschiedenen Zeitpunkten zur Inanspruchnahme des Arztes entschließen. Ein staatlicher oder versicherungsrechtlicher Zwang, analog etwa zu den Zeitzwängen, die im Straßenverkehr herrschen, zum jeweils medizinisch richtigen und günstigen Zeitpunkt mit der Nachfrage nach einer medizinischen Leistung zu beginnen, kann und darf über das Individuum nicht ausgeübt werden.

An sich ist es ja paradox: Die Solidargemeinschaft der Versicherten im Kraftfahrzeugverkehr wird nicht mit den Kosten solcher belastet, die es fahrlässig versäumt haben, ihre Reifen ab einer bestimmten Profiltiefe zu ersetzen, ob sie das Geld nun flüssig hatten oder nicht, aber in der Krankenversicherung wird die Gemeinschaft auch mit den durch solche Personen verursachten Kosten belastet, die sich nicht um das „Profil" ihrer Gesundheit kümmern. Eine Abhilfe ist aber nicht vorstellbar. Es wäre verfassungswidrig, und es würde totalitäre Institutionen und Maßnahmen erfordern, wenn jeder Versicherte zu dem frühestmöglichen und therapeutisch aussichtsreichsten Zeitpunkten einer Gesundheitsstörung dem Arzt überstellt würde. Außerdem wäre gerade ein solches System der obligatorischen Früherfassung jeder ärztlich behandelnswerten Störung bestimmt nicht mehr finanzierbar, da, zumindest theoretisch, alle nur erdenklichen Risikogruppen zweimal im Monat zur Durchuntersuchung befohlen werden müßten.

Die individuellen Schwankungen zwischen der jeweils frühestsinnvollen und der jeweils spätestmöglichen (beziehungsweise tatsächlich zu späten) Inanspruchnahme der ersten ärztlichen Leistung durch die Versicherten sind aber zur Zeit mit Sicherheit größer als es die Schwankungen sein könnten, die dadurch auftreten, daß anfängliche Leistungen durch ein Kostenerstattungs- und Selbstbeteiligungverfahren vom Versicherten finanziell mitgetragen würden. Das Argument, die Einführung von Selbstbeteiligung in der Krankenversicherung würde zur Verschleppung von Krankheiten und zu verspäteten Diagnosen führen, ist mit der Feststellung widerlegbar, daß ja seit jeher alle Versicherten, auch bei der für sie scheinbar kostenlosen Naturalleistung, zu den denkbar verschiedensten Zeitpunkten im Verlauf einer Befindensstörung den Arzt aufsuchen. Es ist sehr unwahrscheinlich, daß es nach der Einführung von Selbstbeteiligungs- beziehungsweise Kostenerstattungsverfahren in der Krankenversicherung zu erkrankungstypischen Verzögerungen bei der ersten Nachfrage nach ärzlichen Leistungen kommen könnte, die insgesamt gesundheitlich gefährlichere und schwererwiegende Folgen haben werden, als sie bisher im Durchschnitt aufgetreten sind, weil die Versicherten ihre Autonomie über den Zeitfaktor regelmäßig innerhalb von individuellen Zeitspannen ausüben, die von einer

Woche bis zu ein oder zwei Jahren selbst bei identischen Beschwerden variieren.

Politiker und Verbandsfunktionäre versperren sich durchaus erwägenswerte und gangbare Wege zu einer Kostenentlastung der Krankenversicherung aus Angst, sie könnten dann an einem allgemeinen Gesundheitsdefizit in der Bevölkerung schuld sein. Es ist aber ein Irrtum, zu glauben, Gesundheitspolitik, Krankenversicherungsrecht, Leistungskataloge und tatsächlicher Gesundheitsstand seien so eng miteinander gekoppelt, daß jede hinzukommende Kostenpflichtigkeit für den Versicherten notwendigerweise ein Gesundheitsdefizit bedeuten muß. Gerade wenn es sich um die Inanspruchnahme medizinischer Leistungen handelt, ist es nicht einmal sicher, daß jede Nachfragesteigerung gleichbedeutend sein muß mit einem Zuwachs an Gesundheit, mit einem Rückgang an Krankheit oder Krankheitsrisiko. Es gibt ja sowohl bei der Diagnose als auch der Behandlung eine ganze Reihe von Einwirkungen auf den Patienten, bei denen sich im Lauf der Jahre die wissenschaftliche Ansicht über das Verhältnis von Nutzen und Gefährdung radikal geändert hat. Es gibt Untersuchungs- und Behandlungsmethoden, die man heute bei derselben Indikation weitaus weniger häufig an einem Menschen vorzunehmen bereit ist als noch vor wenigen Jahren. So ist der Einsatz von Röntgenstrahlen bei allen heilkundlichen Maßnahmen in den meisten Ländern seit etwa 25 Jahren immer weiter eingeschränkt worden. Man denke auch an die Änderungen bei der Indikationsstellung für Mammographien. Das heißt aber, daß der Teil der Kosten eines Krankenversicherungssystems, der, sagen wir um 1955, auf die gesamte Röntgen- und sonstige Strahlenmedizin entfiel, von der Gesundheitserwartung der Bevölkerung her nicht den positiven Wert dargestellt haben kann, den man damals sicherlich damit verband.

Weshalb scheuen fast alle Politiker davor zurück, wenigstens auf dem einen oder anderen Sektor der gesetzlichen Krankenversicherung mit einem spürbaren Selbstbeteiligungs- oder Kostenerstattungsverfahren anzufangen? Es gibt doch eine ganze Reihe von Inanspruchnahmen medizinischer Leistungen, bei denen man keine besonders großen Risiken eingänge, wenn der einzelne einen Anreiz hat, sich zu überlegen, wie früh, wie lange, wie oft, in welcher Weise er sich etwas für seine Gesundheit leisten will. Gesundheitsvorsorge und Therapie sind doch kein geschlossenes, geheimnisvolles System, dem der angeblich so mündige und täglich besser informierte Bürger wie ein Dummkopf gegenübersteht, der sich jedesmal in Todesgefahr begibt, wenn er sich selber fragt: Ist mir diese oder jene Maßnahme diesen Aufwand wert? Die Gefahr ist doch eher, daß gerade in wirklich ernsten Fällen einer Erkrankung auch deshalb Verzögerungen und Versäumnisse vorkommen, weil der davon Betroffene sich scheut, das durch Bagatellfälle überlastete medizinische System rechtzeitig in Anspruch zu nehmen.

Und doch werden alle Vorschläge, wenigstens auf einigen Gebieten bei der gesetzlichen Krankenversicherung mit Verfahren zu beginnen, die für den Patienten das finanzielle Geschehen sichtbar und zum Teil beeinflußbar machen, mit dem Argument zurückgewiesen, die dabei erzielbaren Ersparnisse seien gering, und es werde zu keinen nennenswerten Beitragssenkungen oder Rückerstattungen kommen. Jede wirkliche Reform der Krankenversicherung wird also mit einem törichten Alles-oder-nichts-Argument blockiert, und zwar ausgerechnet von Politikern, die auf anderen Gebieten zu kühnen Experimenten bereit sind, selbst wenn sie günstigstenfalls nur einem winzigen Bevölkerungsteil zugute kommen können.

9.
Der Wahn von der Wiedergutmachungspflicht der „krankmachenden" Gesellschaft

Kürzlich traute ich im Lebensmittelladen meinen Augen nicht: Ein junger Mann stand fleißig beim Ein- und Aufräumen am Tiefkühlfach, aber er tat sich etwas schwer. Seine rechte Hand samt Unterarm steckte im Gipsverband.

Was ihm denn passiert sei, fragte ich. „Ach, ich habe mir den kleinen Finger gebrochen. Kein Grund zum Krankfeiern!" Der junge Mann ist nicht etwa Türke, sondern Deutscher. Des Rätsels Lösung: Das Geschäft betreibt die Familie, und er ist der Sohn.

Ehe ich mit meinem Wägelchen die Kasse erreicht hatte, war mir bereits ein anderer Gipsverband eingefallen. Aufgeschnitten und ausgedient, mit einigen Unterschriften verziert, stand er vor einiger Zeit plötzlich im Büro. Eine Verwaltungsangestellte, die wir damals beschäftigten, hatte ihn aus ihrem Urlaub am Gardasee heimgebracht.

Und das kam so: Kaum war sie für ihre wohlverdienten vier Wochen in den Süden entschwebt, kamen auch schon ein Brief und das Attest eines italienischen Arztes. Gleich am ersten Tag habe sie sich die kleine Zehe angeknackst. Der Fuß sei in Gips. Im Laufe der Wochen gingen weitere Briefe ein mit Berichten über den märchenhaft schönen Frühling, auch Fotos, die zeigten, wie sie sich im Boot rudern ließ oder im Strandcafé tafelte. Nach einem Monat war sie zurück. Braungebrannt, ausgeruht, ein seltenes Bild der Erholung. Wir alle freuten uns sehr darüber.

Doch kurze Zeit später legte mir die Dame einen neuen Urlaubsschein zur Unterschrift hin, für vier Wochen.

Ich war perplex. Der Urlaub liege doch bereits hinter ihr? Irrtum! Die Personalabteilung klärte mich auf. Die Angestellte war noch gar nicht in Urlaub gewesen, weil sie am ersten Tag jene kleine Zehe beim Tischtennisspiel angebrochen hatte.

Nun ist es ja nicht allein der Dottore Medico am Lago di Garda. Den könnte man vielleicht verkraften. Das Problem liegt tatsächlich viel allgemeiner:

„Heutzutage wird leider zu schnell und zu lange krankgeschrieben", klagte 1981 der Präsident des Bundesverbandes deutscher Internisten auf dem hessischen Internistentag in Fulda.

Es ist ja auch wirklich schwer, einen Patienten zu enttäuschen, der seinen Wunsch nach weiteren zehn Tagen Krankschreibung einleuchtend begründet. Zum Beispiel so: „Ach, wissen Sie, Herr Doktor, unser Betrieb macht in zehn Tagen sowieso Betriebsferien, da lohnt es sich doch gar nicht mehr, mit der Arbeit anzufangen."

Dies ist ein Fall von vielen ähnlichen, die ein niedergelassener Arzt 1981 in einem fünf Seiten langen Brief an den damaligen Bundesminister Ehrenberg beschrieben hatte.

Der Internistentag forderte deshalb 1981 auch eine echte und spürbare Selbstbeteiligung bei den Behandlungskosten, um diese wieder in den Griff zu kriegen. Man sollte diese Forderung ernst nehmen. Nur so scheint es möglich, der Versuchung vieler Bürger entgegenzusteuern, sich vom Arzt bei der kleinsten Heiserkeit per Attest ein langes Wochenende oder gar den Kurzurlaub über ein paar günstig liegende Feiertage absegnen zu lassen.

Es lohnt sich, über eine Tatsache nachzudenken: Die Krankenversicherung in Österreich gleicht unserer aufs Haar, weil Kaiser Franz Josef sie vor hundert Jahren direkt vom Fürsten Bismarck kopiert hat. Heute ist sie natürlich ebenfalls ein Faß ohne Boden und praktisch immer im Minus. Mit einer einzigen Ausnahme: Die erst vor 20 Jahren eingeführte Pflichtkrankenkasse der Bauern hat keine Finanzprobleme.

Sie zahlt den Ärzten die besten Honorare und verlangt die niedrigsten Mitgliederbeiträge. Ihr Geheimnis? Sie ist die einzige Krankenkasse in der Alpenrepublik mit einem Kostenrückerstattungs-System. Der Bauer zahlt den Arzt selber und bekommt später 80 Prozent von der Kasse zurück.

Ein Glück, daß die österreichischen Bauern, als sie sich vor 20 Jahren vom sozialen Netz unter lautem Protest einfangen ließen, eben dies doch durchsetzen konnten. Sie wollten lieber billigere Prämien als die volle Rückerstattung aller Krankheitskosten. Es scheint, Bauern sind nicht nur gute Vieh-, sondern auch hervorragende Menschenkenner. Doch von welchem Politiker ließe sich das heute sagen?

Es muß Gründe dafür geben, daß manche Gesellschaftspolitiker im Gewande des Gesundheitspolitikers heute alles tun, um den Gedanken zu verdrängen oder zu diffamieren, daß schließlich zunächst jeder Mensch – und jedes Elternpaar für seine Kinder – ein zutiefst privates und persönliches Interesse hat oder haben sollte, für sich selbst, für seine Freizeit, für seine Freude am Leben so gesund und unfallfrei zu bleiben, wie es nur möglich ist. Statt dessen breitet sich, angeleitet von marxistischen Gesellschaftskritikern innerhalb der westlichen Länder, eine geradezu perverse und absurde Doktrin aus. Die Behauptung nämlich, in erster Linie habe die kapitalistische Leistungsgesellschaft ein Interesse an der Gesundheit ihrer Einwohner, damit diese möglichst pausenlos für den Ausbeutungsprozeß im Erwerbsleben zur Verfügung stünden. Die Gesundheit des einzelnen Menschen werde verkürzt und denaturiert durch einen einzigen Zweck, die *„Regeneration seiner Arbeitskraft"*. Aus dieser Perspektive wird nicht nur ein großer Teil der heutigen Medizinsoziologie geschrieben, sondern diese spätmarxistische Lust an der Krankenrolle wird bereits in zahlreichen Schulbüchern bei den Kindern eingeübt. Man findet in Lesebüchern für den Deutschunterricht heute in auffallender Häufung Geschichten aus dem Arbeitsleben, in denen sich ein junger Arbeiter oder auch ein älterer diebisch darüber freut, daß ihm ein Unfall widerfahren ist; es wird gezeigt, wie er seine Krankenrolle genießt, in der Schadenfreude des sogenannten Lohnabhängigen, der sich sagt: Solange ich im Gips liege, kann man mich wenigstens nicht ausbeuten. Die zwar noch verständliche, aber doch auf lange Sicht infantile und törichte Einstellung eines Schülers, der sich die Schmerzen einer Krankheit oder eines Unfalls durch den Gedanken an die nicht zu schreibenden Klassenarbeiten versüßt, wird jetzt als lebenslange Krankenrolle für den Erwachsenen vorprogrammiert: *„Recht geschieht es dieser bösen Gesellschaft, wenn ich wieder einmal krank bin, wenn ich einen Unfall hatte."*

Was man seit dem 1. Weltkrieg als das Krankheitsbild der Rentenneurose kennt, und die es ja auch ohne jedes Zutun des Marxismus als individualpsychologisches Phänomen gegeben hat, wird sehr wahrscheinlich durch die Ausbreitung spätmarxistischer Schablonen in Zukunft noch häufiger auftreten. In zahlreichen Veröffentlichungen wird der Eindruck erweckt, Menschen würden überwiegend nur deshalb krank oder Opfer eines Unfalles, weil sie in einer sogenannten kapitalistischen Leistungsgesellschaft leben. Und auch die gesamten therapeutischen Einrichtungen und Leistungen hätten eigentlich nur das Ziel, die an ihrer Arbeit erkrankten oder verunglückten Menschen für erneute Arbeitsleistung wiederherzustellen.

Ein Grund also, weshalb in der Gesundheitspolitik ein vernünftiger Gebrauch der therapeutischen Angebote angeblich nicht durch so naheliegende und bewährte Verfahren wie die Selbstbeteiligung und das Kostenerstattungssystem angestrebt werden darf, liegt in einer Überlagerung der Gesundheitspolitik durch sozial- und gesellschaftspolitische Vorstellungen. Die gesamte überhaupt verfügbare therapeutische Leistung wird als eine Art Wiedergutmachung an die Empfänger interpretiert. Jeder suboptimale Gesundheitszustand in der Bevölkerung – man schaut ja nie auf bestimmte Individuen – wird als Folge unzulänglicher sozialer Verhältnisse, z. B. als Folge einer bestimmten Einkommensverteilung, aufgefaßt, und die therapeutischen Aufwendungen gelten als Wiedergutmachung für den vom einzelnen nicht zu verantwortenden Zustand der Gesellschaft und ihrer Arbeitswelt. So dürfte man beispielsweise den einzelnen nicht mit der Information über die Kosten seiner Behandlung belästigen oder bedrücken, da ihm ja nur das wiedergegeben wurde, was er verloren hatte, weil die Gesellschaft noch nicht so vollkommen ist, wie sie sein könnte.

Unzählige Kommentare, auch in Zeitungen und Zeitschriften ganz verschiedener politischer Richtung, sind sich hingegen einig, daß die Maßlosigkeit bei der Inanspruchnahme therapeutischer Leistungen zu einem erheblichen Teil begünstigt wird durch die Abschirmung des einzelnen vor jeder Kenntnis und Berührung mit den tatsächlichen Kosten. Dieses Naturalleistungssystem erhielt aber die Automatik seiner Ausdehnung und seinen vermeintlich höheren moralischen Rang durch eine längst überholte Gleichsetzung von Gesundheitsrisiko und schlechter wirtschaftlicher Lage. Dadurch entstand ein anachronistisches Tabu. Als Fahrer eines Autos darf der einzelne Mensch durch Institutionen wie Schadensfreiheitsrabatt und Selbstbeteiligung sehr spürbar und eindringlich auf die finanziellen Vorteile von Vernunft und Maß, von Vorsicht und Verantwortungsbewußtsein hingewiesen werden. Sobald es aber um seine persönliche Gesundheit geht, müssen – so heißt es – alle diese Gesichtspunkte ausgeklammert bleiben.

In Wirklichkeit kann man aber heute weniger als je zuvor das Gesundheitsrisiko pauschal mit einer bestimmten wirtschaftlichen Lage koppeln. So vereinfacht stimmt das nicht. Man kann sich Krankheit um Krankheit, Unfallfolge um Unfallfolge vornehmen und prüfen, inwieweit sie entweder unabhängig von den wirtschaftlichen Verhältnissen des Betroffenen eintreten oder inwieweit sie sogar mit dem Steigen seines frei verfügbaren Einkommens häufiger werden. Einkommensverteilung und Gesundheitsstreuung in der Gesamtbevölkerung können unter heutigen Bedingungen nicht mehr in einen Zusammenhang gebracht werden, der die bisherigen gesundheitspolitischen Tabus begründbar macht. Beispielsweise könnte man untersuchen, welcher Prozentsatz bestimmter Erkrankungen und Unfälle unmittelbar kausal mit dem für die Betroffenen vorhandenen finanziellen Spielraum für risikoreichere Freizeittätigkeiten und Reiseziele zusammenhängt. Selbstverständlich sei es jedem gegönnt, auch weiterhin unausgebildet und wenig tauglich gefährliche Sportarten zu probieren oder unvernünftige Reisegewohnheiten zu pflegen, aber man sollte doch sehen, daß hier dem einzelnen Menschen ein großer Ermessensspielraum hinsichtlich seiner eigenen Gesundheit verfügbar ist. Verglichen mit *diesem* Risikobereich für die Gesundheit des einzelnen und der Gesamtbevölkerung dürfte das Gesundheitsrisiko, das mit einer Abkehr vom geschlossenen Naturalleistungssystem verbunden ist, nicht allzu groß sein.

Aber selbst bei den Krankheitsbildern, die eine Folge von kostspieligen Genußgiften sind, sucht man den Eindruck zu erwecken, die Menschen, die sich z. B. durch starken Tabak- und

Alkoholgenuß schädigen, würden dies hauptsächlich tun, weil sie auf andere Weise unsere anstrengende „Leistungsgesellschaft" nicht aushielten. Man übersieht dabei, daß die Kulturgeschichte unzählige Belege liefert für Genußgiftmißbrauch durch Menschen in jeder Epoche, in jeder Wirtschaftsform, in Dörfern ebenso wie in Metropolen. Und auch zahlreiche Naturvölker, weit entfernt von Industrie und Lohnarbeit, haben sich zermürbendem Genußgiftmißbrauch hingegeben.

Noch wichtiger ist aber die Beobachtung, daß sich ja heute die eine Hälfte der Bevölkerung, die überhaupt nicht raucht, auf sämtliche Berufe, auf sämtliche Ortsgrößen, auf sämtliche Einkommensschichten ziemlich gleichmäßig verteilt. Statt also die übliche gesellschaftskritische Jeremiade anzustimmen, wir hätten eine so krankmachende Gesellschaft, weil sich so viele Menschen durch Tabakmißbrauch ruinieren, könnte man mit mindestens gleichem Gewicht die These aufstellen, wir hätten eine erstaunlich gesunderhaltende Gesellschaft, weil bereits fast 60 % der Bevölkerung Nichtraucher sind!

Zur Sozialökonomie der Fitness

Gesellschaftspolitik läuft heute immer auf eine überforderte Gleichheitsidee hinaus. Sie ist dem Egalitarismus unterworfen. Der Gesellschaftspolitiker möchte in so kurzer Zeit wie nur möglich, so vielen Menschen wie nur möglich dasselbe zukommen lassen.

Welche Folgen dies hat, haben die fünfzehn Jahre erwiesen, in denen die Gesellschaftspolitiker der Institution der Hochschulreife, dem Abitur, ihre Aufmerksamkeit geschenkt hatten.

Im Gegensatz zum Gesellschaftspolitiker kann und darf aber der Gesundheitspolitiker nicht nur kurzfristige und egalitäre Ziele haben, denn eine offensive Gesundheitspolitik kann grundsätzlich nicht für alle Menschen – auch nicht für alle Menschen einer bestimmten Altersgruppe – gleich kleine Risiken schaffen. Der Gesundheitspolitiker muß auch – oder sollte jedenfalls, wie in den letzten 150 Jahren – medizinische Innovationen fördern oder wenigstens zulassen, die sich in absehbarer Zeit nicht für medizinische Massenversorgung eignen werden.

Nun ist obendrein die Gesetzliche Krankenversicherung ein besonders untaugliches Instrument für Umverteilungsversuche, weil in ihr der systemimmanente *„Heraushol-Effekt"* beim einzelnen Versicherten nicht auf die zu begünstigenden unteren Einkommensschichten begrenzt werden kann, sondern, begreiflicherweise eher noch stärker sich bei den oberen Einkommensgruppen auswirkt, die jeweils zuletzt unter die Beitragsbemessungsgrenze geraten sind.

Das kann paradoxe Folgen haben: Über vernünftige Maße hinaus ist vollkommene Sicherheit ebensowenig legislativ zu- und verteilbar wie vollkommene Gesundheit. So kann der Gesetzgeber, gerade wenn er die Gesundheitspolitik seiner Gesellschaftspolitik unterordnet – und das wird heute immer bedeuten: egalitäre Gesundheitspolitik –, für manche Menschen das Gesundheitsrisiko eher erhöhen. Das zeigt folgende Überlegung:

Es wird meist so getan, als ob die Privatversicherten oder die sogenannten *„Reichen"* sich durch ihre häufigere Inanspruchnahme von medizinischen Leistungen ein viel risikoloseres, medizinisch total umhegtes Leben kaufen würden. So einfach aber liegen die Dinge gerade auf dem Gebiet der Vorsorgediagnostik nicht.

Man stelle sich eine künftige Entwicklung vor, bei der fast alle überhaupt möglichen diagnostischen Eingriffe zur Vorsorgemedizin von der Gesetzlichen Krankenkasse getragen werden müßten, und die Bevölkerung würde sie so begeistert in Anspruch nehmen, wie ab 1969 das Berufsförderungsgesetz.

Manche Leute kämen auf den Gedanken, sie müßten solche diagnostischen Möglichkeiten nun auch wirklich so oft wie nur erlaubt in Anspruch nehmen. Damit würde aber das bei manchen diagnostischen Eingriffen durchaus vorhandene Gesundheitsrisiko nicht nur für mehr Menschen akut, sondern die plötzliche Nachfrage nach diesen besonderen diagnostischen Eingriffen würde wahrscheinlich auch zu zahlreichen Verrichtungen führen, die unter nicht optimalen Bedingungen und mit suboptimaler Geschicklichkeit ausgeführt werden.

Tatsächlich ist es ohnehin sehr schwer, die Bevölkerung zu Vorsorgeuntersuchungen zu bewegen, selbst wenn sie kostenlos sind. Auch die noch relativ ungefährlichen Untersuchungen werden wenig in Anspruch genommen. Aber man sollte sehen, daß ein extrem gesundheitsbewußter wohlhabender Mann, der sich in kurzen Abständen, ohne Rücksicht auf Kosten, jede Art von Diagnose leisten kann, keineswegs, aufs Ganze gesehen, risikoloser lebt als jemand, der sich das versagen muß, denn in vielen Bereichen wird ja der prophylaktische diagnostische Eingriff selber ein Risikofaktor.

Ich habe einen Bekannten, der im Laufe einer Vorsorgeuntersuchung in einer diagnostischen Klinik die Flucht ergriff, als man auch noch sein Herz katheterisieren wollte, und auf seine Frage, was dann ein etwaiger Befund für die einzuschlagende Therapie hergäbe, die Antwort erhalten hatte: nichts. Übrigens: dieser Mann ist heute, fünfzehn Jahre später, als Unternehmer fit und weltweit ständig unterwegs.

Ich bin durchaus für Vorsorgeuntersuchungen, kenne aber auch die großen Widerstände in der menschlichen Seele, sich solchen auszusetzen. Diese Widerstände sind mit kostenlosem Angebot, wie Gesundheitspolitiker oft glauben, nicht überwindbar. Es gab z. B. enttäuschende Versuche selbst in den so gesundheitsbewußten USA, bei denen sich die Personen einer Bevölkerungsstichprobe die Termine für kostenlose Vorsorgeuntersuchungen selbst in einem Kalender aussuchen konnten und die Zusicherung erhielten, man werde sie mit dem Auto abholen und wieder nach Hause bringen. Die Nachfrage bzw. die Zahl der tatsächlich erfolgten Untersuchungen blieb gering.

Eigentlich braucht man sich darüber nicht zu wundern. In den wenigen Fällen, in denen ich mich einer Rektoskopie unterzogen habe, fragte ich den Arzt – und er war jeweils um einige Jahre älter als ich –, wann denn er zum letztenmal sich einer Rektoskopie unterzogen habe; und zu meinem Unbehagen kam jedesmal die Antwort: *„Überhaupt noch nicht in meinem Leben.“*

Mit diesen Beobachtungen kann man wohl den gesellschaftspolitisch motivierten Irrtum in der Gesundheitspolitik verdeutlichen, wonach selbst unter heutigen wirtschaftlichen und informationsmäßigen Verhältnissen in einer westlichen Gesellschaft, die unzulängliche Inanspruchnahme medizinischer Leistungen stets die Folge einer unzulänglichen wirtschaftlichen Lage des einzelnen sein muß. Ein Irrtum ist es vermutlich auch zu glauben, daß das Krankheitsrisiko, homogen und global in einer Bevölkerung, mit steigendem Einkommen sinken würde.

In Wirklichkeit ist die Frage nach den Zusammenhängen von Gesundheit und wirtschaftlicher Situation eines Menschen bzw. ganzer Bevölkerungskategorien viel komplizierter. So muß man zuerst einmal fragen, auf welchen Lebensabschnitt sich dieser Zusammenhang von wirtschaftlichem Milieu und Gesundheit erstrecken soll. Meinen wir die ersten 15 oder 20 Lebensjahre, in denen ein Mensch, als Kind wirtschaftlich gut gestellter Eltern, vor etwaigen Defiziten bewahrt wurde, die sich später im Leben eines Menschen gesundheitlich auswirken können? Oder meinen wir den Zusammenhang zwischen Gesundheit und wirtschaftlicher Lage eines Menschen zwischen 30 und 60? Hier ist es doch bei vielen Berufen so, daß die überdurchschnittliche Einkommenslage zustande kommt, weil der Betreffende seine Gesundheit wie ein Kapital einsetzt und vielleicht zum Teil sogar aufzehrt. Wollen die egalitären Gesellschafts- und Gesundheitspolitiker etwa ein System ersinnen, das dafür sorgt, daß zwischen dem 15. und 25. Lebensjahr alle Menschen auf dieselben Gesundheitsreserven hin nivelliert werden? Oder will man den einzelnen so bevormunden, daß ihm nicht die Freiheit bleibt, ein vielleicht kürzeres, aber beruflich ungewöhnlich erfolgreiches Leben einem viel längeren, aber beruflich erfolglosen vorzuziehen? An manchen Berufen läßt sich das mit dieser Frage Gemeinte besonders gut zeigen:

Die ungewöhnlich gute wirtschaftliche Lage eines Menschen zwischen 25 und 65 kann direkt das Ergebnis einer Berufswahl und einer intensiven Berufsausübung sein, die davon abhängt, daß dem betreffenden Menschen die medizinisch feststellbare Gesundheit nicht das Wichtigste gewesen ist. Man kann hier an Künstler, Sportler oder Artisten denken, aber auch an Bohrinselarbeiter, Tiefseetaucher und andere Spezialisten. Aus der Sicht des Hals-Nasen-Ohren-Arztes z. B. haben berühmte Sänger oder Schauspieler naturgemäß mit ihrem Kehlkopf Schindluder getrieben, während sie ihre beneideten Gagen einspielten. Ähnlich ist es aber auch bei Berufen wie dem des Rechtsanwaltes oder Chirurgen. Der wirtschaftliche Erfolg ist vielfach durch Einsatz und Aufbrauchen von Gesundheit zustande gekommen. Es ist doch nicht so, daß die meisten Menschen auf irgendeine geheimnisvolle Weise zuerst in eine bessere wirtschaftliche Lage kommen und erst von da an sich Gesundheit kaufen können.

Natürlich kommt an dieser Stelle der Überlegungen unweigerlich der Fließbandarbeiter ins Spiel. Diese Arbeit und ihre Folgen seien doch typisch für unsere Industriegesellschaft. Und es gibt bereits Lesebücher in den Schulen, in denen über die Hälfte der Lesestücke über unsere Arbeitswelt sich mit der Fließbandarbeit befassen, aber kein einziges mehr mit dem Landwirt, dem Bauern. Dabei sind immer noch fünfmal so viele Menschen in der Landwirtschaft tätig wie am Fließband. In einer hochindustrialisierten Wirtschaft wie sie die Vereinigten Staaten oder die Bundesrepublik haben, sind nur rund 1 Prozent aller Erwerbstätigen an einem Fließband tätig. Gesundheitspolitische Argumente ausgerechnet am Fließbandarbeiter aufzuhängen, wie es die sogenannten kritischen Mediziner tun, ist absurd, da man bestenfalls mit Befunden aufwarten kann, die schätzungsweise an 0,3 % der Gesamtbevölkerung erhoben werden könnten.

Um es einer linken Gesellschaftspolitik auf dem Gebiet der Gesundheitspolitik schwerer zu machen, müßten die Phänomene Gesundheit und Krankheit noch viel differenzierender als bisher auf ihre Zusammenhänge mit ökonomischen Faktoren untersucht werden. So wäre es notwendig, folgende Hypothese zu prüfen: Es gibt offenbar Krankheiten und Gesundheitsrisiken, die zwar als zumindest einen ihrer Kausalfaktoren ökonomische Elemente aufweisen, wobei aber die wirtschaftlichen Umstände sowohl in einer ärmeren als auch in einer gutsituierten Familie das ökonomische Bindeglied für die Entstehung des pathologischen Befundes liefern können. Das heißt, in der Anfangsphase eines Krankheitsgeschehens, einer pathologischen Entwicklung spielt sich in diesen Fällen auf der physiologisch-anatomischen Ebene ein Vorgang ab, in den ein Mensch eintreten kann, entweder, weil wirtschaftliche Gesichtspunkte für ihn bzw. seine Eltern sehr wichtig sind, oder, weil er es sich leisten kann, sie zu ignorieren. Sowohl die wirtschaftlich ungewöhnlich gute als auch die wirtschaftlich ausgesprochen schlechte Lage einer Familie kann bei ihren Mitgliedern Vorgänge begünstigen, die auf denselben Krankheitszustand hinwirken. Ich denke hier nicht an die so oft gebrauchte Gegenüberstellung, jemand trinke oder rauche zuviel, weil es ihm so schlecht *oder* so gut geht. Vielmehr läßt sich das, was meiner Hypothese entspricht, auch an Erkrankungen zeigen, bei denen die psychosomatische Ätiologie nicht so schwierig ist wie beim Genußmittelmißbrauch. Und es handelt sich auch um Erkrankungen, die sich wesentlich besser diagnostizieren und abgrenzen lassen als solche des Kreislauf- und Verdauungssystems. Besonders anschaulich wird dies in der Orthopädie. Seit es dieses Fach gibt, macht den Orthopäden in allen zivilisatorisch vergleichbaren Ländern eine bestimmte Belastungsdeformität großen Kummer, nämlich eine Gelenkveränderung und -erkrankung, die vor allem beim weiblichen Geschlecht häufig auftritt: Hallux valgus, die Abknickung der Großzehe im Großzehengrundgelenk nach der Kleinzehenseite hin. Dieses höchst unerfreuliche und therapeutisch kostspielige Krankheitsbild wird großenteils oder allein durch zu enge, zu wenig eingelaufene und zu spitze, also zu modische Schuhe herbeigeführt bzw. begünstigt.

Zu diesem Leiden kann nun ein Mädchen mit höherer Wahrscheinlichkeit auf zwei Wegen kommen: 1., wenn es als Kind wohlhabender Eltern sich leisten kann, ununterbrochen neue modische Schuhe zu kaufen und die meisten davon auch wieder zu verschenken, ehe sie richtig eingelaufen sind; 2. kann ein Mädchen aber auch zu Hallux valgus kommen, wenn es Kind einer Familie in kärglichen Verhältnissen ist und deshalb zu klein gewordene Schuhe weitertragen bzw. unpassende Schuhe seiner Geschwister übernehmen muß.

Mit diesem Beispiel möchte ich zeigen, daß ein und dieselbe physiologisch-anatomische Weichenstellung für einen pathologischen Zustand ihren Ursprung zwar in der wirtschaftlichen Lage des Patienten haben kann, aber mit steigender Wahrscheinlichkeit eintritt sowohl am unteren als auch am oberen Ende der Einkommensskala.

Ähnliches würden vermutlich Untersuchungen anderer Erkrankungen im Bereich der Orthopädie ergeben. Haltungsschäden kann das Kind bekommen, das sehr früh zu einem Schneider in die Lehre geschickt wurde, aber auch das Kind, das infolge von Lernschwierigkeiten in ein als Ganztagsschule eingerichtetes Gymnasium geschickt wird und dann auch zu Hause noch stundenlang über Büchern sitzt. Man muß aber keineswegs bei orthopädischen Krankheitsbildern bleiben. Amerikanische Erhebungen über mangelhafte, vor allem dentologisch gefährliche Ernährungsgewohnheiten von Jugendlichen haben immer wieder gezeigt, daß die Tendenz dazu sozialschicht*unabhängig* ist. Um die Gesundheitspolitik von einer auf soziale Klassen fixierten Gesellschaftspolitik frei zu halten, müßten noch viel eingehender als bisher medizinsoziologische Untersuchungen ausgeführt werden, bei denen man aus großen Mengen von Probanden mit möglichst gleichem pathologischen Befund jeweils zwei Teilgruppen herauszieht: die eine aus wirtschaftlich schlechten Verhältnissen, die andere in besonders guten. Auf diese Weise ließe sich vielleicht klären, inwieweit auf den ersten Blick plausible Hypothesen und Theorien zur Sozialschichtgebundenheit von Gesundheit bzw. Krankheit widerlegbar sind. Das würde es dann erleichtern, bestimmte Reformen zur Eindämmung der sogenannten Kostenexplosion (in Wirklichkeit war es keine unerwartete *„Explosion"*, sondern eine Entwicklung, vor der man schon vor Jahrzehnten gewarnt hat) der Gesetzlichen Krankenversicherung durchzusetzen.

Die Gesundheit und das Bruttosozialprodukt

Es ist völlig sinnlos, Hochrechnungen und Schätzungen irgendwelcher Art darüber anzustellen, wieviel Prozent des Bruttosozialprodukts zu irgendeinem künftigen Zeitpunkt als Aufwand für heilkundliche Leistungen an die Bevölkerung bereitgestellt werden können. Allein schon die Genauigkeit der Berechnung des Bruttosozialprodukts und des Inhalts seiner einzelnen statistischen Zellen wird dabei überschätzt. Das Verhältnis von finanziellem Aufwand (im Hinblick auf alternative Verwendungsmöglichkeiten) und diagnostisch-therapeutischem Ergebnis könnte überhaupt nur im Rahmen eines Dringlichkeits- und Erheblichkeitskatalogs von Krankheits- und Unfallfolgen für verschiedene Bevölkerungskategorien geprüft werden. So ist zum Beispiel nicht jede an sich ausführbare Operation bei einem 20- und einem 70jährigen gleich sinnvoll, aber auch nicht bei Gleichaltrigen mit ganz verschiedenen Belastungen in Beruf und Freizeit. Ich denke hier etwa an den Bereich der Orthopädie. Nun darf aber gerade eine solche Aufgliederung der Inanspruchnahmen des medizinischen Sektors und der Krankenversicherung nach personenbezogenen Dringlichkeitskategorien nicht allein durch staatliche Organe schematisch vorgegeben und auferlegt werden. Jeder einzelne Mensch muß mitbestimmen dürfen, welcher finanzielle Aufwand für medizinisch einigermaßen erfolgversprechende Maßnahmen bei ihm angemessen erscheint. Im Falle von Kindern bis 14 oder 16 Jahre wäre diese Mitbestimmung durch die Eltern auszuüben. Diese Mitbestimmung bleibt natürlich ausgeschaltet, wenn es sich um medizinische Verrichtungen handelt, die zur Abwehr irreparabler Schäden notwendig sind und die innerhalb knapper Fristen erfolgen müssen. Eine solche Mitbestimmung des einzelnen beim Abwägen der Kosten-Nutzen-Relation kann aber nur über ein Selbstbeteiligungsverfahren erreicht werden; Kostenerstattungsverfahren, auf jeden Fall aber Kenntnisnahme des Versicherten aller entstandenen, entstehenden und in Frage kommenden Kosten können hinzukommen. All das sind Verfahren, die in anderen vergleichbaren Ländern durchaus üblich sind.

Wieviel Kosten in einem überschaubaren Zeitraum durch medizinische Maßnahmen entstehen werden, läßt sich nicht einmal in solchen Fällen vorausberechnen, bei denen es von der Sache her relativ einfach wäre. Man kann sehr wohl die Kosten für Impfstoffe, wiederholte Verlautbarungen und ärztliche Dienstleistungen sowie für Hilfspersonal berechnen, die entstünden, wenn man zum Nulltarif den Impfschutz in der Bevölkerung gegen Wundstarrkrampf oder Kinderlähmung von, sagen wir, 30 Prozent auf 70 Prozent erhöhen möchte. In keiner Weise vorausberechenbar sind nämlich die Kosten des Werbe- und Aufklärungsaufwandes, den man in Gang setzen und aufrechterhalten müßte, um auch nur den Impfschutz von 30 auf 45 Prozent zu erhöhen.

Wesentlich genauer wären die tatsächlichen Kosten für das Erreichen eines bestimmten Immunisierungsgrades berechenbar, wenn man von vornherein ein individuelles Prämiensystem benutzen würde. Es wäre an einer repräsentativen Bevölkerungsstichprobe festzustellen, wieviel Mark müssen Erwachsenen bzw. den Eltern von Kindern nach erfolgter Impfung auf die Hand gezahlt werden, um zum Beispiel 80 Prozent der Nichtgeimpften in die Impfstelle zu bringen? Dabei müßten aber auch verschieden hohe Prämien für verschiedene Einkommensschichten eingesetzt werden. Bei einigen Maßnahmen der Vorsorgemedizin könnten private Organisationen einmal ausprobieren, wie solche Anreize wirken. Der ADAC könnte zum Beispiel an alle Mitglieder fälschungssichere Formulare zur Bescheinigung von bestimmten Impfungen schicken und ihnen im Rahmen eines ohnehin fälligen Schreibens mitteilen, daß jedes Mitglied nach Einsenden der Bestätigung seines Arztes, daß der betreffende Impfschutz bei ihm vorliegt oder ausgeführt wurde, eine ADAC-Prämie aus einem Geschenkkatalog erhält. Private Versicherungsgesellschaften könnten mit einem geringen EDV-Aufwand ähnliches unternehmen, um in gewissen Abständen zu erreichen, daß die Versicherten einige der relativ einfachen und preiswerten Tests der Vorsorgemedizin bei sich ausführen lassen.

Suizidraten als Langzeitindikatoren für die Gesundheit der Gesellschaft?

Im April 1983 machte eine Studie der Weltgesundheitsorganisation Schlagzeilen in den Tageszeitungen: „WHO-Studie warnt vor Keim des Untergangs", lautete eine. „Immer mehr Selbstmorde in der Überflußgesellschaft", hieß die andere. Mehr als 100 000 Personen begehen nämlich jährlich Selbstmord in Europa. Für den Leser ergab sich der Eindruck, als ob es im Lauf unseres Jahrhunderts immer weiter mit unserer Zivilisation bergab gegangen wäre, wobei die Zahl der Suizide ein besonders verläßlicher Indikator sei. Nun ist in der Tat die Selbstmordstatistik die einzige Datenreihe, die schon seit dem 19. Jahrhundert lückenlos für zahlreiche Länder bis zur Gegenwart vorliegt und nach Ansicht der Fachwelt es erlaubt, auf die allgemeine Befindlichkeit in einer Bevölkerung zu schließen. Gerade die aufgrund der Ereigniskategorie konkurrenzlose Qualität der Suizidstatistik über große Zeiträume hinweg verstärkt den Eindruck, den die WHO-Studie mit den jährlichen 100 000 Suiziden in Europa hinsichtlich des Unterganges unserer Zivilisation zu erwecken sucht. Aber es ist auch eben diese Qualität der Selbstmordstatistik, die es leicht macht, die WHO-Behauptung als grobe Irreführung der Öffentlichkeit zu entlarven.

Für Schlußfolgerungen irgendwelcher Art von Belang ist allein die Selbstmord*rate,* d. h. die jährlichen Suizidfälle bezogen auf jeweils 100 000 Einwohner eines Landes. Und in der Bewegung dieser Rate seit 100 Jahren verbirgt sich die eigentliche Sensation, über die fast niemand spricht. Die Selbstmordrate im Bundesgebiet einschließlich West-Berlin liegt seit 20 Jahren, einschließlich 1981, mit einer Schwankungsbreite lediglich in der ersten Stelle nach dem Komma, genau dort, wo sie von 1893 bis zum Ausbruch des Ersten Weltkrieges im Deutschen Reich gelegen hatte. Einige Vergleichsjahre decken sich genau, z. B. die Jahre 1980 und 1901 mit jeweils 20,8; die Jahre 1972 und 1898 mit 19,8 bzw. 19,9.

Wirklich nennenswerte Erhöhungen über den seit 90 Jahren beobachteten Wert von rund 21 für die Deutschen hat es nur in der Zeit von 1924 bis 1939 gegeben. Für 1940 bis 1945 sind die Zahlen unbekannt. Ähnlich, konstant auf dem jeweiligen nationalen Niveau, blieb die Suizidhäufigkeit in diesem Jahrhundert auch in anderen Ländern, z. B. in den USA, wo der Normalwert zwischen 10 und 12 je 100 000 Einwohner liegt.

Nun haben sich aber in der Tat innerhalb einer konstanten deutschen Suizidrate erhebliche Verlagerungen unter den Altersgruppen und den beiden Geschlechtern abgespielt. Die Frauen haben ihre frühere relative Suizidimmunität verringert. Eigenartigerweise muß das aber so gewesen sein, daß für jede weibliche Person, die zusätzlich in die Statistik einging, ein Mann darauf verzichtet haben muß.

Teilweise große Zuwachsraten bei der Suizidhäufigkeit haben sich in den letzten 20 Jahren aber bei den Personen beider Geschlechter im Alter zwischen 15 und 30 abgezeichnet. Dies bleibt in der Gesamtrate unsichtbar, weil im gleichen Zeitraum, also seit über 10 Jahren, in der Bundesrepublik die Männer im Alter von 50 bis 65 einen ungewöhnlich starken Rückgang in der Suizidrate aufweisen. Zur Anklage des Jahrhunderts der Industriegesellschaft ist die Selbstmordrate vollkommen untauglich, für die Anklageerhebung gegen *„emanzipatorische"* Manipulationen der Heranwachsenden durch eine utopische soziale Bewegung ist ihre Mikroanalyse allerdings unerläßlich.

So erreicht die Suizidrate für Männer im Alter von 20 bis 30 im Zeitraum 1960 bis 1981 erstmals 1977, im Spitzenjahr des Terrorismus mit dem Begleitkonzert dazu in den elektronischen Medien, einen Wert über 30, nämlich 34,6 für die 20- bis 25 jährigen und von 32,1 für die 25- bis 30jährigen. Seit 1978 ist diese Rate leicht rückläufig. Für die 20- bis 25jährigen Männer war der Mittelwert in den 10 Jahren 1962 bis 1971 24,3. 1972 bis 1981 hingegen betrug er 28,9. Die 20- bis 25jährigen Männer hatten zwischen 1960 und 1981 die niedrigste Suizidrate 1969 mit 22,5. Sie stieg dann ab 1970 kontinuierlich Jahr für Jahr, bis 1977 der Wert von 34,6 erreicht war (1981 Rückgang auf 28,0). Die 15- bis 20jährigen Frauen hatten 1964 bis 1968 eine mittlere Suizidrate von 4,0, 1974 bis 1978 hingegen von 6,4. Die niedrigste hatten sie 1966 und 1967 mit 3,7 und 3,8, die bisher höchste mit 7,2 im Jahr 1978; seither ist sie rückläufig. Das sind ernüchternde Indizien für die Fähigkeit von linken Reformpolitikern, nun auch noch das Glücksgefühl zu maximieren.

Auf die naheliegende Frage, weshalb in einer Bevölkerung die Gesamtsuizidrate ein Jahrhundert lang konstant bleibt, obwohl es in den verschiedenen Segmenten sehr starke Veränderungen gibt, habe ich noch keine Antwort, die formuliert werden könnte, ohne in Gefahr zu geraten, eine Metaphysik der Soziologie anzubieten.

Weshalb spielt sich ausgerechnet das Suizidverhalten in einer Bevölkerung gleichsam in einem System kommunizierender Röhren ab? Für praktisch jeden zusätzlichen vollzogenen Selbstmord in einer Teilbevölkerung (aufgeschlüsselt nach Kohorten) muß jeweils im richtigen Kalenderjahr ein Selbstmord in einer anderen Kohorte oder im anderen Geschlecht ausgefallen sein. Sonst wäre die frappierende Konstanz der Gesamtrate über ein Jahrhundert hinweg nicht möglich. Eine Teilerklärung für das Phänomen kann ich allerdings anbieten:

Das Wesen und die Grenzen gesellschaftlicher Entwicklungen innerhalb jeder überschaubaren Zeitspanne sind auch abhängig von der Eigenart der verschiedenen Generationen einer Bevölkerung, die im Untersuchungszeitraum einen bestimmten Abschnitt ihres Lebenszyklus durchlaufen. Dabei hat man bisher einem Umstand vielleicht nicht genügend Beachtung geschenkt: Ein Jahrzehnt wird nicht allein geprägt von den Spannungen und

Widrigkeiten, den Enttäuschungen und Erfolgen, die einzelne Alterskategorien, je nach der eigenen Lebensphase, während dieser Jahre vermutlich haben werden, sondern die Stimmung, die Möglichkeiten in einem Abschnitt der Zukunft werden in hohem Maße auch geprägt von dem Vorrat an Gelassenheit, an Zufriedenheit, an Besonnenheit, den ältere Generationen aus einer weit zurückliegenden Zeit mitbringen.

Vor allem hat sich seit 1970 die Suizidneigung in der Alterskategorie der 50- bis 60jährigen Männer ganz ungewöhnlich stark verringert. Zunächst die 50- bis 55jährigen Männer:

Ihrer mittleren Suizidrate von 48,2 für die Jahre 1960 bis 1969 steht im Zeitraum von 1970 bis 1981 eine von nur 42,9 gegenüber. Der seit 1960 tiefste Wert von 39,1 wurde 1979 erreicht. Ähnlich die 55- bis 60jährigen: Ihre durchschnittliche Suizidrate für den Zeitraum von 1960 bis 1969 betrug 52,8, für die Jahre 1970 bis 1981 aber nur mehr 44,8. Und auch diese Altersgruppe erreicht ihren Tiefstwert seit 1960 im Jahr 1981 mit 38,8.

Wir sehen also:

Diejenigen Jahrgänge im fortgeschrittenen Alter, die eigentlich nach den Erkenntnissen der bisherigen Selbstmordforschung ein besonders hohes Risiko haben müßten, erwiesen sich in der Bundesrepublik während der letzten 10 Jahre immer belastungsfähiger, immer zuversichtlicher und pflichtbewußter – sofern wir es eben akzeptieren, daß die altersspezifische Suizidrate stellvertretend für ganze Jahrgänge etwas über latente Grundeinstellungen zu den Widrigkeiten des Daseins aussagt.

Sieht man sich nun die Jahrgänge genauer an, deren Mitglieder immer seltener aus dem Hier und Jetzt aussteigen, obwohl sie in das Alter gekommen sind, wo der Erwartungsdruck seitens Beruf und Familie, wo das Miterleiden politischer Vorgänge besonders ausgeprägt sind, dann stellt sich heraus, daß es diejenigen Jahrgänge sind, die als junge Menschen in diesem Jahrhundert besonders stark von ihrem Kohortenschicksal betroffen waren: die Wachstumsrate in der Selbstmordhäufigkeit der jüngeren Jahrgänge in der Bundesrepublik seit etwa 1970 wird in der Gesamtrate ausgeglichen durch die wachsende Selbstmordimmunität derjenigen Männer, die um 1940 im Alter von 20 bis 30 gewesen waren und vom Zweiten Weltkrieg am längsten und härtesten betroffen wurden.

Das legt die Hypothese nahe, daß bestimmte Kohorten in einer Bevölkerung, die während ihrer ersten Lebenshälfte eine ungewöhnlich schlimme Zeit durchstehen mußten, mit einem unaufgezehrten Vorrat an Lebensbejahung ausgestattet sind, der ihnen noch mehrere Jahrzehnte später eine relativ hohe Selbstmordimmunität verleiht.

Emile Durkheim hat in seinem grundlegenden Werk *Le Suicide* *(1897)* eine Reihe von Faktoren für zunehmende Selbstmordhäufigkeit in den modernen Gesellschaften festgestellt und zu einer Prognose vereint, die für das 20. Jahrhundert das Schlimmste befürchten ließ. Wider Erwarten ist jedoch in den hochzivilisierten westlichen Gesellschaften in dem Jahrhundert von 1880 bis 1980 die Gesamtsuizidrate in ihrer jeweiligen länderspezifischen Größenordnung verblieben. Und doch bietet Durkheims Theorie eine Erklärung für die Datenreihen der letzten 20 Jahre. Im Kapitel über den anomischen Selbstmord sagt er nämlich eine um so größere Häufigkeit dieses Suizidmotivs, dieser gesellschaftlichen Suizidförderung voraus, je mehr sich eine Gesellschaft zu einer – in unseren Worten – „*Gleichheitsgesellschaft*" entwickelt.

Je mehr die vom Betroffenen als maßgebend empfundene veröffentlichte Meinung ihm einen Sofortanspruch auf uneingegrenzte „*Gleichheit*" mit allen ihm gegenüber als „*privilegiert*" dargestellten Personenkreisen, Alterskategorien usw. suggeriert, desto wahrscheinlicher der Zustand der Anomie, der Orientierungslosigkeit in einem sozialen Feld, worin jede Norm durch eine ihr entgegenstehende anfechtbar erscheint. Je mehr Personen einer Teilbevölkerung aber dem Zustand der Anomie verfallen, desto höher die Selbstmordrate.

Die These dürfte nun schwer zu widerlegen sein, daß es nie zuvor eine so konzertierte, auf vielen Wegen gleichzeitig voranschreitende Bemühung gegeben hat, der Jugend den größtmöglichen Zustand der Anomie zu verschaffen wie in der Bundesrepublik ab Mitte der 60er Jahre: alles, von der Bildungspolitik über Familienpolitik, emanzipatorische Pädagogik und Elterndiffamierung bis zur Senkung des Volljährigkeitsalters auf 18, wirkte in dieser einen Richtung. Die Entwicklung der Jugendselbstmordrate verlief dementsprechend.

10.
Zivilisatorische Rahmenbedingungen für Fortschritte in der Heilkunde

Fortschritt braucht keine Clairvoyance

Noch vor 20 oder 15 Jahren war sich die überwiegende veröffentlichte Meinung weitgehend einig, daß der jeweils erreichte Stand in Wissenschaft und Technik eine unverzichtbare Grundlage für mögliche Fortschritte in der Heilkunde bildet. Im Gegensatz dazu breitet sich aber seither die Ansicht aus, von einem bestimmten Punkt an könne diese beliebige Verfügbarkeit von Grundlagenwissen und ausgeklügelten Geräten vormedizinischer Art eher zu Rückschritten oder zum Stillstand im Bereich der Heilkunde führen.

Manche Beobachtungen, Denkvorgänge oder Behandlungsmöglichkeiten unterblieben, weil ihnen eine überzüchtete Technik bereits im Wege stünde. Das ist zwar nicht auszuschließen, aber diese Gefahr hat eigentlich immer schon, mindestens seit 150 Jahren, bestanden. Wovor ich warnen möchte, ist dies:

Man darf der unmittelbaren Gegenwart, dem eigenen zeitlichen Standort als Betrachter der Lage in einer Zivilisation nicht die ausreichende Blickweite, die gedankliche Durchdringungsfähigkeit zuschreiben, um sich für die Zukunft alle überhaupt wünschenswerten und brauchbaren Entdeckungen, Neuerungen und daran sich anschließenden Entwicklungspfade vorstellen zu können. Gewiß: Manche glauben heute an eine ganz sanfte, auf Sparflamme zurückgedrehte Zivilisation, aus der gerade noch ein paar – aus heutiger Sicht – vielleicht erhoffte heilkundliche Fortschritte entspringen werden, aber keine überflüssigen oder gefährlichen.

Wie weit entfernt ein solches Welt- und Wissenschaftsbild von der Wirklichkeit zivilisatorischer Prozesse liegt, werde ich unten im Lauf meiner Ausführungen belegen. Meine These jedenfalls lautet: Es ist unerfindlich, weshalb gerade dank der kleinen Bedürfnisse und der großen Beklommenheiten einer fernsehgerecht aufgewachsenen Generation das Wissen erstmals darüber entstanden sein soll, was alles in einer gewordenen und sich fortwährend wandelnden Zivilisation entbehrlich sei, und was gerade noch notgedrungen geduldet werden könne.

In Wirklichkeit hat aber noch nie in der Geschichte des Menschen der Kenntnisstand und die Klugheit selbst einer überschaubaren Zahl von weisen Personen genügt, um diejenigen zivilisatorischen Entwicklungen, auf die es ankommt, von denen, auf die es weniger oder gar nicht ankommt, zu unterscheiden.

In zahlreichen Fällen entnahm und entnimmt die Heilkunde für ihre Fortschritte bestimmte Elemente – Dinge, Stoffe, Fertigkeiten, Praktiken, Technologien – aus der sich scheinbar und tatsächlich planlos entfaltenden Zivilisation. Nur einige Beispiele: Die erfolgreichen Durchimpfungen ganzer Bevölkerungen in jeder Art von Klima hing letzten Endes von einer zivilisatorischen Rahmenbedingung ab: nämlich von der problemlosen Beschaffbarkeit und vom verläßlichen Betrieb elektrischer Kühlschränke. Auch der Rückgang einer Hauptursache der Säuglingssterblichkeit – Darmerkrankungen – beruhte zu einem erheblichen Teil auf der Verbreitung des Kühlschranks. Zu seiner Erfindung, Verkleinerung, Verbilligung und Betriebssicherheit (eine Lebensdauer von 20 Jahren bei einem Kühlschrank ist keine Seltenheit) trugen aber nicht die medizinischen Erwägungen bei, sondern allein das Profitstreben der Nahrungsmittelindustrie und der Hersteller von Elektrogeräten.

Zum Lieblingsklischee der schöngeistigen Zivilisationskritiker gehört seit vielen Jahren das Lamentieren über die Wegwerfgesellschaft, die Einwegbehälter, über die angeblich unmoralische Vorliebe unserer Epoche für nichtwiederverwendbare Gebrauchsgegenstände. Die unabschätzbar große Bedeutung dieser

Entwicklung für die Verringerung von Infektionsquellen bleibt unbeachtet; übrigens auch die Tatsache, daß es heute in manchen Krankenhäusern angesichts der immer weiter verkürzten Arbeitszeit allein durch die Verwendung von Wegwerfgeschirr und Wegwerfbesteck noch möglich ist, den Patienten das Abendessen gegen 18 Uhr statt gegen 15 Uhr zu bringen.

Die Heilkunde und die für ihre Fortschritte dienlichen naturwissenschaftlichen Fächer haben bisher immer wieder neue Sprungbretter und tragfähige Brücken erhalten, gerade auch von zivilisatorischen Entwicklungen, die überhaupt keine medizinische Zielsetzung hatten, und deren spätere heilkundliche Bedeutung in keiner Weise abzusehen war.

Dieses einer Zufallsstreuung entsprechende Zusammenwirken von Zivilisation und heilkundlicher Fortschrittssuche kam bisher zustande, weil man weitgehend unbehindert von einer politisierten Angst große Anlaufzeiten, manchmal von 100 und mehr Jahren, zur Verfügung hatte, in denen sich dann auch die einmalige Nützlichkeit und allmähliche Kontrollierbarkeit von zunächst höchst gefährlichen Dingen für heilkundliche Zwecke, oft durch reinen Zufall, herausstellen konnte.

Im Lauf der letzten 20 Jahre entwickelte sich ein Kult der Rundum-Risikobewußtheit zur Behinderung wissenschaftlicher Arbeit gerade auch auf den für die Heilkunde bedeutsamen und aussichtsreichen Gebieten. Jeder Forscher wird unter Dauerverdacht gehalten, wobei aber die Hypothesen, Zwischenbefunde und Methoden, mit deren Hilfe dieser Vorschußverdacht gegen alles Neue plausibel gemacht werden soll, ihrerseits auf einem Vorrat von wissenschaftlichen und technischen Leistungen beruhen, den es überhaupt nicht geben würde, falls dieser heutige hochpolitisierte Rundumverdacht schon vor 150, 100 oder vor 50 Jahren begonnen hätte, das Zeitklima zu dominieren.

Ich will jetzt, wie zu Beginn dieses Kapitels angekündigt, an einem für die Heilkunde bis zur unmittelbaren Gegenwart außerordentlich wichtigen Entwicklungspfad zeigen, wie gefährlich und grotesk die heutige Meinung ist, man dürfe und solle in Forschung und Technik jeweils nur noch das dulden, worüber es *„einen gesellschaftlichen Konsens"*, wofür es *„Akzeptanz"* in der Bevölkerung gibt – auf gut deutsch: nur das, was keinem einzigen Politiker, auch nur in seinen persönlichen schlimmsten Befürchtungen, eine einzige Stimme am Wahltag kosten könnte, falls er es nicht blockiert oder verboten habe.

Wofür jeder Arzt dem Ascanio Sobrero Dank schuldet

Das wichtigste Mittel zur Behandlung von bedrohlichen Herzanfällen, von Angina pectoris ist bis zur Stunde das Nitroglyzerin in einer entsprechenden Verdünnung. Der Patient kann damit selber einen Anfall sofort auffangen. Es eignet sich auch zur Dauerbehandlung. Seit genau 100 Jahren ist diese medizinische Verwendung des Nitroglyzerins üblich, und es ist bis heute kein Ersatz dafür gefunden worden. Es sind allerdings auch keine Gründe bekanntgeworden, weshalb man unbedingt auf die Ablösung des Nitroglyzerins hätte hinarbeiten müssen.

Wie kam es zu diesem Fortschritt in der Heilkunde?

Das Glyzerin kommt natürlich in Fetten und auch bei der alkoholischen Gärung vor. Vor über 200 Jahren, 1776, entdeckte der große Naturforscher Karl Scheele, ein schwedischer Chemiker und gelernter Apotheker, bei der Bereitung von Bleipflaster zufällig das Glyzerin. Die Substanz hatte aber für lange Zeit keine besondere Bedeutung. Erst 1847, also 70 Jahre nach Scheeles Entdeckung, erhielt der italienische Chemiker Ascanio Sobrero (1812–1888) in Paris bei einem Versuch die Verbindung Nitroglyzerin. Diese ölige Flüssigkeit erwies sich als der bis dahin gewaltigste Sprengstoff in der Geschichte der Menschheit. Die Substanz kann allerdings bei der leisesten Erschütterung explodieren. Und winzige Abweichungen von der richtigen Temperatur, vom Reinheitsgrad und von der Geschwindigkeit des Prozesses lassen die Sache schon während der Herstellung in die Luft fliegen. Das Nitroglyzerin muß um die Mitte des letzten Jahrhunderts der unheimlichste Stoff aus der Retorte gewesen sein. Ab 1862 wurde es von Alfred Nobel fabrikmäßig hergestellt, weil es eben doch für Sprengungen aller Art ungemein geeignet war.

Doch erst 1867, also 100 Jahre nach Scheele und 20 Jahre nach Sobrero, fand Alfred Nobel, daß die Vermengung von Nitrogly-

148

zerin mit Kieselgur einen Sprengstoff abgibt, bei dem unbeabsichtigte Explosionen praktisch ausgeschlossen sind.

In der Zeit zwischen 1847 und 1867 wäre unter heutigen Risikoerwägungen das Nitroglyzerin höchstwahrscheinlich aus dem Umlauf gezogen worden. Bereits Sobrero hätte schließlich nach seinen ersten unguten Erfahrungen mit dem Teufelszeug im Labor es bei einer warnenden Veröffentlichung bewenden lassen können.

Für die Behandlung von Herzkrankheiten hätte das fatale Folgen gehabt. 1879 fing nämlich ein unbekannter englischer Arzt, William Murrell, Lehrbeauftragter für Physiologie und Assistenzarzt in London, in der Fachzeitschrift *The Lancet* mit einer Serie von vier Artikeln an, in denen er seine Entdeckung der Nützlichkeit des Nitroglyzerins bei Angina-pectoris-Patienten mitteilte. Auf die Idee, bei sich selber, bei seinen Freunden und bei drei seiner Patienten die Wirkung zu testen, war Murrell durch die Lektüre eines 20 Jahre alten Berichts über physiologische Wirkungen von Nitroglyzerin gekommen.

Seinen ersten Selbstversuch machte Murrell unglückseligerweise während eines Hausbesuches, und er hatte alle Mühe, seinem Patienten klarzumachen, daß er nicht betrunken sei. Dann kam sein Bekanntenkreis an die Reihe. 35 gesunde Personen waren bereit, eine Dosis Nitroglyzerin zu probieren. Bei allen sah Murrell die Symptome, aus denen er auf die Brauchbarkeit bei der Bekämpfung des Angina-pectoris-Anfalles schloß. Er behandelte daraufhin drei seiner Herzpatienten über einige Monate hinweg mit Nitroglyzerin und überließ ihnen die Lösung zur beliebigen Einnahme nach Bedarf. Alle drei Patienten machten gute Erfahrungen. Und mit diesem abschließenden vierten Beitrag von Murrell in *The Lancet* am *15. Februar 1879* war der Weg für die Rolle des Nitroglyzerins in der Heilkunde gebahnt.

Nun stelle man sich einmal vor, der Chemiker Sobrero hätte mit dem Nitroglyzerin nicht 1847 die Welt erschreckt, sondern in einer dem Jahr 1983 vergleichbaren Situation. Beim Aufschlagen seiner Tageszeitung hätte er vielleicht von einem neuen Hochschulgesetz in Frankreich gelesen, wonach er als Forscher die gesellschaftlichen Folgen wissenschaftlicher Erkenntnis bis in die ferne Zukunft mitzubedenken habe. (So steht es wörtlich im Hochschulgesetz von Hessen.) Hätte er nun an Alfred Nobel oder an William Murrell denken sollen? Oder vielleicht an alternative Behandlungen für Angina pectoris im Jahr 1983?

Schlimme Folgen für die Menschheit hätte es auch gehabt, falls Sobrero lediglich eine Selbstzensur im Labor geübt hätte, so wie sie ein Professor der Jurisprudenz in der Wochenzeitung „Die Zeit" im *April 1983* empfahl: „*Eine ernstzunehmende Selbstkontrolle des Forschers* (würde) *voraussetzen, daß er sich nicht nur für die Machbarkeit, sondern auch für die Beherrschbarkeit seines Erkenntnisprodukts verantwortlich weiß… erst den Lauf steuern und notfalls auch bremsen können, das macht den Meister aus. Und nur solche Forscher wünschen wir uns am Werk.*"

Entdeckungen wie das Nitroglyzerin sind in einer solch hehren Forschungsphilosophie natürlich nicht vorgesehen.

Die seltsamen Epochenzwillinge: Schadstoffangst und Rauschgiftepidemie

Seit knapp 15 Jahren wird in den meisten bewußtseinsbildenden Medien eine utopische Welt als Ziel vorgespiegelt, in der sich jeder Mensch von seinem Anfang als befruchtete Eizelle bis zum Tod in vollkommen schadstofffreien Umgebungen aufhalten werde. Eine solche Welt wäre mit Sicherheit keine Replik, keine Wiederherstellung früherer Verhältnisse auf irgendeinem Wegabschnitt der Menschheit. Aber diese Fata Morgana einer buchstäblich schadstofflosen Umwelt und Nahrung, aus der dann die volle Gesundheit mühelos sprudeln würde, kann, abgesehen von ihrer Irrealität, durchaus fatale Nebenwirkungen haben.

Ist es nicht eigenartig, daß die Epoche einer beispiellosen Schadstoffangst seit dem Ende der 60er Jahre genau zusammenfiel mit einer ebenfalls beispiellosen Epoche der Verharmlosung und Verbreitung von Drogen wie Heroin, Kokain, Haschisch, deren Herstellung, Vertrieb und Applikation an Orten und in Verhältnissen erfolgen, die das genaue Gegenteil von dem sind, was sich gesundheitsbewußte Leute von einer pharmazeutischen Industrie erwarten. Aber nicht das allein ist auffallend:

150

Vielmehr kann man auch fragen, weshalb in den 15 Jahren ständig wachsender Schadstoffängste gerade in den Altersgruppen und ideologischen Zirkeln, die sich als Anwälte dieser Angst betrachten, der Nikotin- und Alkoholkonsum nicht nennenswert zurückgegangen ist. Es gibt mittlerweile den Grünen, der sich, natürlich auf Kosten der Krankenkasse, sämtliche Amalgamfüllungen in den Zähnen durch Goldfüllungen ersetzen läßt, sogar zunächst die Injektion zur Lokalanästhesie ablehnt, aber ersichtlich ein Kettenraucher ist.

Ebenso eigenartig berührt es, wenn man sieht, wie gerade solche Zeitschriften, die pausenlos zur Angsterzeugung vor industriellen und pharmazeutischen Substanzen beitragen, ungemein kühl und satirisch werden, wenn sie über neue Gesetze in einem Land berichten, durch die das Recht der Raucher auf Vorrang vor den Nichtrauchern eingeschränkt wird.

Sieht man sich heutige Kataloge der sogenannten Zivilisationskrankheiten an, so stehen immer gesundheitsbeeinträchtigende Verhaltensweisen im Vordergrund, die mit einer oder mehreren der folgenden Handlungen zu tun haben: Nahrungsaufnahme, Trinken, Rauchen, Drogenexperimente, Unterlassung von Sicherheitsvorkehrungen, Selbstüberforderung durch Sport.

Nun ist aber ganz offensichtlich, daß bei jedem dieser Risikofaktoren das Übermaß an Teilhabe bzw. der Anfang damit, der Einstieg im Fall von Drogen, in der Regel erfolgt, wenn das Individuum einem Gruppenzwang erliegt.

Je begieriger, je williger der Jugendliche sich der Gemeinschaftsgefühl spendenden Gruppe überantwortet – wie etwa in Wohngemeinschaften –, desto höher ist die Wahrscheinlichkeit, daß bei ihm einer der genannten Risikofaktoren ins Spiel kommt. Die angebliche Zunahme von solchen Zivilisationskrankheiten hat also weniger mit der Zivilisation zu tun, sondern mehr mit der Verklärung und Überhöhung der Gruppe. Das Lernziel Solidarität, das verfrühte und verstärkte Herauskatapultieren der Jugendlichen aus der Familie in die Kleingruppengemeinschaft der Altersgenossen, allgemein infolge der politisch erwünschten permissiven Gesellschaft, und in manchen Ländern durch eine Reihe gezielter politischer, gesetzgeberischer und pädagogischer Maßnahmen – all dies hat die Ausbreitung der Anfälligkeit für die meisten der sogenannten Zivilisationskrankheiten erleichtert und gefördert.

Doch ausgerechnet die Politikergeneration, die erstmals der Jugend das Recht aufs Raucherzimmer in den Schulen bescherte – vom *„Spiegel"* Mitte der 70er Jahre als eine der großen Errungenschaften anerkennend hervorgehoben –, klagt nun mit der wehleidigen Jugend, die darin aufwachsen durfte, um die Wette über den Untergang der Welt im Schadstoffnebel der Industrie.

Der Verdacht ist kaum zu unterdrücken: die heutige Schadstoffangst mit ihrem pseudoreligiösen Erlösungsglauben an eine vollkommen natürliche Umwelt als Gesundbrunnen im postkapitalistischen Idyll hat bei manchen Zeitgenossen, bewußt oder unbewußt, längst eine wichtige Alibifunktion inne – etwa nach der Devise: *„Ich höre mit dem Rauchen auf, sobald das Problem des sauren Regens und der Endlagerung radioaktiver Stoffe gelöst ist. Vorher lohnt sich das doch nicht. Seveso ist überall."*

Der allgemeine Wille zur Gesundheit wird doch wohl auch vom Verhältnis des Individuums zu seiner eigenen Zivilisation – genauer: vom Bild, das man sich von ihr macht – mitgetragen. Ein irrationaler Zivilisationshaß, mit Alibifunktion für eigene Handlungsunlust, kann sehr wahrscheinlich zur Krankheitsursache oder zum Verschlimmerungsfaktor für vorhandene Krankheits- oder Unfallfolgen werden.

Man sollte doch einmal auch darüber nachdenken, ob nicht von Jahr zu Jahr ausgeprägter eine mediengerechte Minderheit ihren persönlichen Selbsthaß über verpfuschte Lebensläufe auf die westliche Zivilisation projiziert und dadurch zu einer allgemeinen Zivilisationsapathie beiträgt, zu einem diffusen Zivilisationshaß, der dann bei anderen Personen, die gar keinen Selbsthaß haben, zu einem sekundären, einem abgeleiteten Selbsthaß verkommt, der als pathogener Faktor betrachtet werden kann?

Der Compliance-Schwund

Zu den zivilisatorischen Rahmenbedingungen gehören aber nicht nur der jeweilige Stand der Dinge in Naturwissenschaften und

Technik. Fortschritte in der Heilkunde hängen ja nicht allein von der Entwicklung diagnostischer und therapeutischer Anwendungen jüngster Erkenntnisse ab. Vielmehr gehören dazu auch manche Verhaltensmuster auf seiten der Patienten und des Personals in den Heilberufen, gewisse Selbstverständlichkeiten, die zum zivilisatorischen Konsens zählten.

Nehmen wir das Beispiel *compliance*. Und zwar in der Bedeutung von Pünktlichkeit und Zuverlässigkeit des Patienten bei der *Befolgung* von Behandlungsanweisungen. Es ist bezeichnend, daß man erst vor einigen Jahren aus der englischen Fachsprache das Fremdwort *compliance* übernehmen zu müssen glaubte, statt das eindeutige Wort *Befolgungsbereitschaft* bzw. *Befolgungsrate* zu verwenden. Waren diese etwa kein Problem bis zu dem Zeitpunkt, da man von compliance zu reden anfing? Vielleicht. Allem Anschein nach wurde ungefähr zwischen 1890 und 1970 innerhalb der westlichen Zivilisation ein hoher Grad von pünktlicher und verläßlicher Befolgung der ärztlichen Anweisungen beim Patienten angenommen. Die Dunkelziffer der Nichtbefolgungen lag vielleicht immer höher, als man dachte, aber man durfte die Nichtbefolgungsrate zumindest als konstant betrachten. Nun beruhen viele Erfolge in der Heilkunde, und somit auch ihre Fortschritte, aber auch auf der Bereitschaft der Patienten, für ihre Behandlung wesentliche Arzneimittelzufuhren über längere Zeiträume hinweg zum medizinisch richtigen Zeitpunkt selber vorzunehmen, ohne Kontrolle durch Ärzte oder Pflegepersonal. Zugegeben: Eine therapeutische Befolgungsrate, die deutlich unter 100 % liegt, kann noch mit einem erträglichen Gesundheitszustand der Bevölkerung vereinbar bleiben. Das Problem liegt auf einer anderen Ebene:

Wenn der aktuelle Wissensstand der Schulmedizin in Lehrbüchern und Kompendien festgehalten und angeboten werden soll, dann muß theoretisch eine 100%-Compliance-Rate angenommen werden: man kann nicht Therapievorschläge und zu erwartende Behandlungsergebnisse abgestuft nach der mutmaßlichen Befolgung nennen, etwa nach dem Muster: dem Normalpatienten verordnet man die Dosis X, handelt es sich aber um einen mutmaßlichen Anhänger der Grünen, dann muß man die vierfache Dosis verschreiben, damit er bei eigenmächtiger Herabsetzung auf 25 % immer noch eine ausreichende Dosis erhält.

Dieser Umstand hat nicht nur für die Praxis Konsequenzen, sondern auch der eigentliche medizinische Fortschritt braucht als Rahmenbedingung eine möglichst hohe und gleichbleibende Befolgungsrate. Wenn ein Forscher heute eine Therapie verbessern möchte und als Vergleichsbasis eine frühere Behandlung nimmt, deren Erfolgsquote in der Literatur an Hand von Patienten angegeben wurde, bei denen man noch 100 % Compliance als selbstverständlich annahm, wäre es denkbar, daß die neue Therapie statistisch nur deshalb deutlich bessere Ergebnisse zeigt, weil sie mit einer früheren Behandlung verglichen wird, bei der man noch 100 % Compliance angenommen hatte, aber die inzwischen sprunghaft gestiegene Zahl der Verweigerer nicht erfassen und berücksichtigen konnte.

Die seit bald 20 Jahren systematisch geschürte Arzneimittelfurcht, verstärkt durch gutgemeinte, aber völlig unpsychologische Auflagen des Gesetzgebers wie die *Beipackzettel* mit allen Einzelheiten, die Hetzjagd auf Arzneimittel und ihre Hersteller in manchen Massenmedien – dies alles hat die zivilisatorischen Rahmenbedingungen für Fortschritte in der Heilkunde verändert: Die *compliance,* die Befolgungsrate bei einer neuen Therapie (oder auch einer altbewährten) kann heute nicht mehr in dem Umfang vorausgesetzt werden wie vielleicht noch vor 15 oder 20 Jahren.

Hinzu kommt noch folgendes: Vor 1960 konnte der Therapeut unterstellen, daß zumindest Patienten mit einem hohen Bildungsstand eine hohe Befolgungsrate aufweisen. Mittlerweile ist aber die selektive Zivilisationsangst gerade bei den Absolventen der höheren Schulen und der Hochschulen zum Statussymbol geworden. Leute mit dem großen Latinum können sich einen Beipackzettel überhaupt erst richtig zu Gemüte führen. Und wer außerdem noch Griechisch hatte, dem geht der Katalog der Nebenwirkungsrisiken voll auf die Nieren. Wenn aber Innovationen in der Heilkunde, vielleicht zum ersten Mal in ihrer Geschichte, gerade im Bevölkerungsteil mit dem höchsten Bildungsstand auf die größte Berührungsangst stoßen, vor allem bei Menschen in Berufen, die ihre eigenen Ängste am wirkungsvollsten an die weniger gut informierten Mitbürger über die Medien weitergeben können – dann dürfte sich eine zivilisatorische Rahmenbedingung für heilkundliche Erfolge verändert haben.

Eine Zivilisation, in deren Alltagskultur die freiwillige und vielfach praktisch unkontrollierbare heilplangemäße Einnahme von Medikamenten nicht mehr als Regelfall gilt, ist eine Zivilisation, die nicht immer in allen Aspekten der gleicht, in der sich die moderne Medizin entfalten konnte.

Ich räume gerne ein, daß eigenmächtige Medikamentabsetzungen durch Patienten vorkommen, die sich dann als zweckmäßig erweisen und vom behandelnden Arzt auch nachträglich gutgeheißen werden. Solche Fälle sind etwa bei der Behandlung mit Digitalisglykosiden denkbar, angesichts der ohnehin eher seltenen optimalen Digitalisierung und der durchaus kontroversen Meinung über die ausreichenden Gründe für eine Dauerbehandlung.

Der Abbruch einer Behandlung durch den Patienten wird nicht immer schlimme Folgen für ihn haben. Es ist bei manchen Zuständen und bei manchen Therapien durchaus denkbar, daß der Patient früher und eindeutiger spürt, was ihm gut tut, als es sein Arzt feststellen kann. Und oft genug wird er ja auch mit einer offenen Anweisung vom Arzt ermuntert, selbst zu beobachten und zu entscheiden. Es geht mir nur um die grundsätzliche These, daß den bisherigen Fortschritten in der Heilkunde eben auch eine Compliance zugrunde lag, die jetzt und künftig nicht mehr gegeben scheint.

11.
Wissenschaftspessimismus und Innovationsangst

Die doppelte Moral der Innovationskritiker

Einem oft fast schon aggressiv zur Schau getragenen und eher noch wachsenden Mut zur totalen Innovationsfreiheit im seelischen Bereich steht heute eine immer eifriger betriebene Einschränkung der Innovationsfreiheit im physiologisch bedeutsamen Bereich unseres Lebens gegenüber. In Fernsehdiskussionen und in Leserbriefspalten der Presse konnte man Eltern erleben, die sich für riskante psychologische Experimente an ihren Kindern im schulischen oder außerschulischen Bereich aussprachen und Warnungen davor lächerlich machten. Es gab und gibt wohl noch Eltern, die sich mit ihrem Mut zu psychologischen Experimenten an ihren Kindern geradezu brüsten. Dieselben Eltern – sicherlich eine Minderheit in der gesamten Elternschaft, aber offenbar eine telegene Minderheit – werden in der Regel aber hinsichtlich der Schutzimpfungen ihrer Kinder lax oder ablehnend sein. Sie werden es entrüstet ablehnen, falls ein Kinderarzt an ihren Kindern ein gerade erst auf den Markt gebrachtes Medikament ausprobieren würde. Gruppensex im Ferienlager für 12jährige galt während der 70er Jahre als eine großartige Innovation, hingegen ein im Tierversuch erprobtes, indikationsadäquates Medikament mit minimalen Nebenwirkungen im pädiatrischen Bereich aber galt solchen Eltern als ein Verbrechen der profitmaximierenden Pharmaindustrie.

Die unbestreitbar zu beobachtende Fahrlässigkeit bei psychologischen Innovationen jeder Art ist um so erstaunlicher, wenn man sich überlegt, daß psychische Deformationen – nach allem, was wir heute wissen – weitaus weniger leicht aufhebbar sind als die meisten pharmakologisch erzielbaren Veränderungen im menschlichen Körper. Einmal abgesehen von der Teratogenität oder von der irreversiblen Stimmlagensenkung bei der Behandlung weiblicher Osteoporosepatienten mit männlichen Geschlechtshormonen sind pharmakologische Nebenwirkungen heutzutage viel eher eindeutig und frühzeitig erkennbar, reversibel und in ihrem Ausmaß kalkulierbar, als die Tiefen- und Langzeitwirkungen von mißglückten psychologisch-pädagogischen Experimenten.

Bezeichnenderweise ist aber der progressive und emanzipatorisch eingestimmte Zeitgenosse noch am ehesten bereit, vor den Folgen psychologischer Experimente zu warnen, ihre Unmoral zu rügen, wenn diese Experimente unter streng naturwissenschaftlichen Versuchsbedingungen an einer kleinen Zahl von ausgesuchten erwachsenen Freiwilligen vorgenommen werden. So sah sich der amerikanische Sozialpsychologe Stanley Milgram mit seinem berühmt gewordenen Gehorsamsexperiment scharfer Kritik seitens der linkstendierenden Presse ausgesetzt: Welchen Schaden habe er vielleicht bei seinen Versuchspersonen angerichtet, die erfahren mußten, daß in jedem Menschen latent ein kleiner Eichmann stecke. Dort aber, wo überhaupt keine den naturwissenschaftlichen Maßstäben vergleichbaren Versuchsbedingungen bestehen, etwa bei Erziehungs- und Informationsexperimenten an Kindern, gilt es für die gleiche Art von Wissenschaftskritikern als höchst altmodisch, als verklemmt und *„viktorianisch"*, als unmodern, vor Nebenwirkungen zu warnen. Ist das ein unerklärlicher Widerspruch? Kaum. Ich vermute vielmehr, daß sich derartige politisch-ideologische Einstellungen gegenseitig sogar ergänzen und stützen.

Fast der gesamte technische, technologische, medizinische und pharmazeutische Fortschritt sowie die dafür erforderlichen Experimente finden seit jeher großenteils im Bereich von privaten Unternehmen oder oft auch mit ihren Forschungsaufträgen an Hochschulen statt. Diese Unternehmen müssen natürlich auch Rentabilitätserwägungen folgen. Sie müssen irgendwann mit den Innovationen auch ein Betriebsergebnis erwirtschaften. Sie können sich auf keinen Fall so verantwortungs- und hemmungslos verschulden wie die öffentliche Hand es gerade auch mit ihren psychologisch-pädagogischen Reformen seit Ende der 60er Jahre getan hat. Der Großteil der seelischen Experimente mit der Bevölkerung in westlichen Ländern findet unter den Fittichen des Staates und der politischen Parteien statt.

Das bedeutet: die Verdächtigung des naturwissenschaftlichen Fortschritts, des medizinischen Fortschritts mit industriell hergestellten Mitteln ebenso wie das Madigmachen und Dämonisieren des technischen Fortschritts in jedem Bereich hängt mit dem politisch-ideologischen Angriff auf die privatunternehmerische, auf eine freie Marktwirtschaft zusammen. Es ist im Grunde doch das, verglichen mit allen sozialistischen Ländern, weit überlegene Innovationspotential der privaten Unternehmenswirtschaft, das für spätmarxistische Systemveränderer eine so unbequeme Tatsache darstellt. Mit dieser Gegebenheit hofft man aber am Ende fertig werden zu können, indem man der Bevölkerung Abneigung und Abscheu für eben jegliche Art von technisch-wissenschaftlichem Fortschritt einzuflößen sucht. Nur so glaubt die Linke eine Ausgangsposition für die Abwürgung des privaten Sektors der Wirtschaft erlangen zu können.

Ideologiekonform waren die auf totale Sicherheit und vollkommen erwiesene Wirksamkeit drängenden Gesundheitspolitiker übrigens auch, als sie jede Besorgnis all dem gegenüber vermissen ließen, was Psychotherapeuten ausprobieren. Jede Art von Therapie – man erinnere sich z. B. an das sog. Patientenkollektiv in Heidelberg und seine Duldung durch die damalige Universitätsspitze – im Bereich der seelischen Vorgänge galt und gilt manchen auch heute noch als zulässig oder gar förderungswürdig, selbst wenn sie noch so phantastisch oder abwegig ist – sofern sie eben keine von der Pharmaindustrie angebotenen Mittel benutzt, sondern höchstens solche, die illegal in der Drogenküche einer „*Alternativorganisation*" hergestellt wurden.

Zu den Meinungen, die heute überall auf ungeteilten Beifall rechnen dürfen, gehört die folgende: Nicht alles, was technisch möglich ist, darf deshalb auch getan werden. Für das Gebiet der Heilkunde findet man diese These in der Regel erweitert: nicht alles, was biologisch möglich ist, darf auch gemacht werden. Und in jedem Fall ist das Wohl und Wehe betroffener Personen bis in die fernste Zukunft zu bedenken. Dieser kategorische Imperativ scheint aber nur auf Wissenschaftler gemünzt.

Im Frühjahr 1983 konnte man in den Zeitungen viel über eine 30jährige Lehrerin in Hannover lesen, die ein erstinstanzliches Urteil erstritten hat, das ihr eine voll bezahlte tägliche Freistunde zum Stillen ihres Sohnes bis zum vollendeten 6. Lebensjahr zubilligt. Nun klagte die Dame, die sich als Ökologin bezeichnet, in 2. Instanz auf die von der öffentlichen Hand zu bezahlende tägliche Freistunde für das Stillen des Buben auf unbegrenzte Zeit. Die bisherigen Kosten dieses Stillexperimentes für den Steuerzahler belaufen sich bereits auf rund 20000 Mark. In der 2. Instanz unterlag die Frau aber. Bereits ein Stillen drei Jahre lang sei *„sozialunüblich"*, fanden Landesarbeits- und Verwaltungsgericht in Hannover, zumindest in westeuropäischen Ländern. Im Sommer 1983 ging die Dame nun in die dritte Instanz, wo sie jedoch abgewiesen wurde.

Mir geht es hier eigentlich weniger um das Prinzip: *„Nicht alles, was biologisch möglich ist, darf auch vom Sozialstaat bezahlt werden."* Viel enthüllender für die geistige Situation von heute erscheint mir, daß ich in keinem der zahlreichen Kommentare zu diesem Vorgang, die mir vor Augen kamen, die Überlegung angetroffen habe, was wohl einem Kind, insbesondere einem Jungen angetan wird, welche seelische Zeitbombe vielleicht in ihm angelegt wird, wenn er bis zum Tag der Einschulung und nach Wunsch seiner Mutter offenbar auch noch als Schüler täglich die Brust gereicht bekommt. Will ihn seine Mutter vielleicht auf Lebenszeit mit einem „Jagdschein" vom Psychiater ausstatten, für alle Fälle, vom Ladendiebstahl bis zum Sexualmord?

„Engagierte" Gesundheitspolitiker messen psychologische und pharmakologische Therapie aber auch mit zweierlei Maß, wenn es um das Verhältnis von Kosten für den Krankenversicherungsträger und die einwandfrei wissenschaftlich nachgewiesene therapeutische Wirksamkeit geht. Untersuchungen in Nordamerika und Großbritannien haben seit den 50er Jahren wiederholt gezeigt, daß selbst mehrjährige psychotherapeutische oder psychoanalytische Behandlungen ungefähr nur bei dem Prozentsatz von Patienten eine *„Heilung"* bringen, der in der Regel im gleichen Zeitraum auch ohne eine solche Behand-

lung wieder „*normal*" wird. Das ist eigentlich nicht verwunderlich. Schließlich versagt die sich auf psychodynamische Kategorien verlassende Psychiatrie ja auch immer wieder bei der Prognose des Verhaltens von behandelten und zur Entlassung aus einer geschlossenen Anstalt vorgesehenen Gewaltverbrechern.

Weder der vollständige wissenschaftliche Nachweis der Ungefährlichkeit noch der Nachweis einer Wirksamkeit in der gewünschten Richtung kann heute für die Psychotherapie geführt werden. Sie bleibt größtenteils Glückssache. Und doch hat der Gesetzgeber in der Bundesrepublik Deutschland es vor einigen Jahren für höchst fortschrittlich und wirtschaftlich verantwortbar angesehen, die Psychotherapie als ärztliche Leistung in die Leistungen der Gesetzlichen Krankenversicherung einzubeziehen.

Wie selektiv, wie inkonsequent Politiker sich um die Schaffung einer total sicheren und gesunden Umwelt bemühen, zeigt auch das Gebiet der Schutzimpfungen. Seit dem Reichsimpfgesetz von 1874, seit mehr als einem ganzen Jahrhundert, ist keine einzige inzwischen entdeckte und entwickelte Immunisierung zur Pflicht gemacht worden. Nur zur Pockenschutzimpfung vor hundert Jahren hatte der Gesetzgeber ein einziges Mal den Mut.

Es gibt heute mehrere praktisch ungefährliche und fast ausnahmslos wirksame Schutzimpfungen gegen gefährliche Krankheiten (Starrkrampf, Kinderlähmung, Masern, Keuchhusten, Diphtherie), die der Gesetzgeber aber ganz ins Belieben der Bevölkerung stellt. Aber selbst in zwei gesundheitspolitisch so aktiven und perfektionistischen Ländern wie die USA und die Bundesrepublik geht der Impfschutz in der Bevölkerung seit vielen Jahren laufend zurück. Diese Gefahrenquelle, diese Gleichgültigkeit der Bevölkerung scheint die Politiker kaum zu interessieren.

Der naturwissenschaftliche Fortschritt selber vergrößert durch die ständig zunehmende Transparenz aller Vorgänge und ihre nahezu unbegrenzte Dokumentierbarkeit eben zugleich auch ihre Politisierbarkeit und erleichtert damit selber jede politisch motivierte Drosselung der Anwendbarkeit eines Fortschritts und der weiteren Innovationstätigkeit.

Natürlich ließen sich mit denselben Verfahren und Methoden auch beliebig andere Gefahrenquellen für eine Bevölkerung aufspüren. Man könnte zum Beispiel aus der Verkehrssünderkartei in Flensburg das Charakterbild und die Gewohnheiten herausfiltern, die bei einem Autofahrer die drei-, fünf- oder zehnfache Wahrscheinlichkeit bedeuten, daß er im Verkehr innerhalb der nächsten fünf Jahre den Tod eines anderen verursachen wird. Eine neue Behörde könnte dann mit Hilfe dieses Rasters nach solchen Gefahrenherden präventiv fahnden und den Raster schon bei jeder Führerscheinprüfung anwenden. Im Laufe einiger Zeit ließen sich auch sämtliche Führerscheinbesitzer nach solchen Kriterien sortieren und denjenigen wäre der Führerschein vorsorglich zu entziehen, die für die anderen Verkehrsteilnehmer ein wesentlich erhöhtes Risiko darstellen. Mit einem solchen Raster und seiner ausnahmslosen Anwendung könnten wahrscheinlich viele Todesfälle, schwere Verletzungen und sonstige Schäden verhindert werden. Doch wird es dazu nie kommen, weil die Politiker nicht wissen, ob sie selber unter einem solchen Raster ihren Führerschein behalten werden und auch nicht wissen, wie viele Wähler sie für ihre Partei durch diese Art von Sicherheitsmaximierung verlieren würden.

Arzneimittelfreigabe und das politische Kalkül

Bei der Freigabe und Anwendung eines neuen Heilmittels kann auch unberechtigte oder berechtigte Ungeduld mitspielen. Verschiedene Personenkategorien können oder wollen aus verschiedenen Gründen nicht warten, bis ein Therapeutikum oder Prophylaktikum so sicher ist, wie es theoretisch sein könnte. Ungeduld ist im Bereich der Gefühle, der Antriebe, der Angst- und Unruhezustände angesiedelt, nicht selten gehen in die Ungeduld auch kalte Erwägungen ein, z. B. wenn Politiker genau wissen, daß ihnen ein undurchdacht zusammengebasteltes Gesetz nur etwas nützt, falls es zeitlich in einem günstigen Verhältnis zu einem Wahltermin steht. Politiker und Parteien, auf Wiederwahl bedacht, sind in diesem Fall aber um kein Haar

162

verantwortungsbewußter oder moralischer als eine Firma, die ein Mittel oder Gerät verfrüht auf den Markt bringt, um den Aktienkurs des Unternehmens zu stützen.

Bei Einsatz und Angebot von Arzneimitteln gibt es aber verschiedene Anlässe und Gründe für eine denkbare Ungeduld: so wird ein Kranker, für dessen bis dahin kaum beeinflußbares Leiden ein neues, aber risikoreiches Mittel auf dem Markt (oder bei einem Arzt im Versuchsstadium) erscheint, die Anwendung aus verständlicher Ungeduld verlangen und riskieren. Und zwar vor allem dann, wenn der ihm aus anderen Gründen (z. B. sein fortgeschrittenes Lebensalter oder ein zusätzliches Leiden) verbliebene Zeitraum, in dem er mit seiner wiederhergestellten Bewegungsfreiheit etwas anfangen könnte, nur noch relativ kurz ist.

Man kann also beispielsweise die Risiken bei verschiedenen Wirkstoffen zur Behandlung der chronischen Polyarthritis nicht schematisch in eine Stufenfolge bringen, sondern muß mögliche Nebenwirkungen, sogar eventuell irreversibler Art, und die therapeutische Chance in Beziehung zur Lebenserwartung des einzelnen Patienten setzen. Der Polyarthritiker Ende 30 und der Anfang 60 haben so verschiedene Interessen und Ansprüche an ein Medikament, daß der Gesetzgeber beide nicht über einen Kamm scheren darf.

Es genügt auch nicht, die Bevölkerung in wenige Personenkategorien (Kinder und Erwachsene, schwangere und nichtschwangere Frauen) zu teilen, sondern man müßte erkennen, daß es auch (ganz abgesehen von eindeutig terminalen Fällen) verschiedene Altersstufen, Berufe und Familienverhältnisse gibt, in denen der Patient die Freiheit haben sollte, verschiedene therapeutische Risiken auf sich zu nehmen bzw. über den Arzt für sich eingehen zu lassen. Kein Gesetzgeber kann all diese Personenkategorien und Einzelfälle vorhersehen oder überschauen; aber er wird zwangsläufig für viele von ihnen die therapeutischen Chancen schmälern, verzögern oder zerstören, wenn er, wie so vieles andere, auch die totale Arzneimittelsicherheit mit der Gießkanne über die Bevölkerung verbreitet.

Bei der Abwägung der Nachteile von gesetzlich erschwerten Innovationsbedingungen ist auch folgendes zu berücksichtigen: Es ist ja nicht so, daß neue Therapeutika mit größeren bzw. noch

ungenau erkannten Risiken nur auf dem engsten oder eigentlichen Indikationsgebiet eine Rolle spielen, für das man sie
zunächst entwickelt hat. Ein Beispiel: dank der Entwicklung der
Antibiotika und ihrem prophylaktischen Einsatz bei chirurgi-
schen Operationen sind erfolgreiche Operationen (etwa ortho-
pädischer Art) möglich geworden, die früher kaum oder nur mit
größtem Operationsrisiko ausführbar waren. Hinzu kommt
aber auch dies: dank der antibiotischen Absicherung können
heute auch mäßig begabte, langsame Chirurgen schwierige Operationen erfolgreich ausführen, die früher nur wenigen Patienten hätten zuteil werden können, für die eine kleine Zahl von
rasch arbeitenden Spitzenchirurgen in Superkliniken verfügbar
war.

Auf dem therapeutisch-prophylaktischen Sektor kann auch
politische Ungeduld mitspielen. Nationaler Ehrgeiz, der sich in
einer Regierung verkörpert, ein nahender Wahltermin können
sich auch mit der Ungeduld vereinen, die private Organisationen (etwa eine Stiftung, die sich der Bekämpfung einer bestimmten Krankheit widmet) hegen. Ein klassischer Fall dieser
Art war für die anfänglichen Zwischenfälle bei der ersten Mas-
senanwendung der Salk-Vakzine in den USA um 1955 verantwortlich. Die Vakzine wurde für die Schutzimpfung der gesamten Bevölkerung freigegeben, nachdem einige hunderttausend
Testimpfungen ohne Zwischenfälle geblieben waren. Während
der ersten Wellen der forcierten Durchimpfung der Bevölkerung mit einer Vakzine aus Produktionsläufen, die man nach
dem ursprünglichen Verfahren neu für die Massenproduktion
eingerichtet hatte, kam es in den USA jedoch zu Erkrankungen
und in einigen Fällen zu Poliomyelitis. Die gleichzeitig im großen Maßstab vorgenommene Immunisierung der Bevölkerung
Kanadas hingegen brachte keinen einzigen Zwischenfall.

Die Untersuchung dieses Unterschiedes ergab folgendes: Zur
Herstellung der Salk-Vakzine für anfänglich jeweils nur einige
hunderttausend Impfdosen hatte man relativ kleine Tanks benutzt. Für die darin befindliche Flüssigkeitsmenge war die von
Salk festgelegte Konzentration von Formaldehyd zur Schwä-
chung des Virus offenbar immer ausreichend gewesen. Als man
jedoch zur Massenimpfung der amerikanischen Bevölkerung
überging, vergrößerte man einfach die Tanks, blieb aber beim

selben Verhältnis für die Beimischung des Formaldehyds. Dieses Verhältnis war aber in der neuen Größenordnung für die Inaktivierung des Virus nicht in allen Fällen ausreichend. In Kanada hingegen, mit seiner viel kleineren Bevölkerung, blieb man bei der Tankgröße, die bei den ursprünglichen Vakzine-Herstellungen benutzt worden war. So ergab sich für Kanada eine absolut sichere Vakzine.

Die ethischen und politischen Ansprüche an die Sicherheit einer therapeutisch-prophylaktischen Substanz stehen also in Beziehung zur Größe der zu impfenden oder zu behandelnden Bevölkerung.

Hätten die amerikanischen Hersteller der Vakzine Mitte der 50er Jahre pedantisch darauf bestanden, auch für die Durchimpfung der Bevölkerung die Vakzine nur nach dem bereits erprobten Mengenverhältnis in kleinen Tanks herzustellen, so wäre es sicher zu Engpässen und Verzögerungen gekommen. Zum einen hätte Kanada vor den USA einen beeindruckenden Prozentsatz der Bevölkerung als gegen Kinderlähmung voll durchgeimpft melden können, zum anderen – und das ist wichtiger – hätte es in den USA bei einer langsameren Durchimpfung der Bevölkerung immer noch weitere Fälle von Kinderlähmung bei den Bevölkerungskategorien gegeben, die nicht so rasch geimpft werden konnten wie andere, z. B. jüngere. Diese Fälle hätten aber mit Sicherheit zu schweren Vorwürfen gegen die Hersteller der Vakzine geführt und gegen die Behörde, die sie gewähren ließ. Die von einem Hersteller geübte Vorsicht vor der Massenfabrikation eines begehrten Mittels, das die Politiker möglichst umgehend der gesamten Bevölkerung zukommen lassen wollen, könnte sogar zum Vorwurf der künstlichen Knappheit zwecks „Profitmaximierung" führen. Auch die größtmögliche Vorsicht, die ein Hersteller üben möchte, kann ihm politisch zum Verhängnis werden.

Auch die ersten Erfahrungen mit der Salk-Vakzine zeigen eben das Dilemma: hätte man die Bevölkerung langsamer (dafür, wie man hinterher wußte, sicherer) durchgeimpft oder hätte man andere, den Masseneinsatz der Vakzine verzögernde Sicherheitsschranken im Innovationsvorgang gehabt, so wären mit Sicherheit einige Jahre lang zahlreiche Polio-Fälle aufgetreten. Diese konnten aber verhindert werden, obschon man die relativ sehr wenigen Unglücksfälle am Anfang der Durchimpfung in Kauf genommen hatte – ohne dies bei der Entscheidung selber zu wissen.

Zum Problem der Tierversuche

Als sich Mitte der 50er Jahre zeigte, daß die Massenimpfung gegen Poliomyelitis regelmäßig Tests an Serien von Rhesusaffen aus Indien erfordert, verlangte V. K. Menon (1896–1974), neben Nehru der prominenteste Politiker seines Landes und Leiter dessen UN-Delegation, ein Ausfuhrverbot für Affen. Begründung: In Indien sei Polio kein Problem, da die Menschen dort in so viel Unrat lebten, daß sie immun seien. Weshalb aber solle Indien seinen Affenbestand riskieren, damit die durch Reinlichkeitsfanatismus gefährdeten Bevölkerungen Nordamerikas und Westeuropas sich dieser Epidemie entledigen können? Analoge Gefühle und Argumente spielen zur Zeit in fast allen *„Entwicklungsländern"*, die über Tiere für Versuche verfügen, eine zunehmende Rolle. Möglicherweise beeinflussen sie auch die Ziele der Tierversuchsgegner im Westen. Wie geht es weiter? Unsere Parlamentarier als Schiedsrichter der Interessen von Tier gegen Mensch? Ein Brite dazu: *„Wird man je von ihnen die Genehmigung zu Tierversuchen bekommen, wenn sie primär an die Gefühle der Schoßhund- und Katzenbesitzer in ihrem Wahlbezirk denken? Sinn und Tragweite, die unvorhersehbaren wissenschaftlichen Durchbrüche über Nebenergebnisse eines biologischen Versuchs können grundsätzlich nicht in der Weise vorher garantiert und erläutert werden, wie es Politiker oder von ihnen abhängige Ausschüsse stets verlangen werden."*

Die jüngste Welle der Tierversuchsgegnerschaft verdanken wir den Politikern: Sie verlangen Sicherheits- und Wirksamkeitsnachweise in einem so übertriebenen Umfang, daß der Bedarf an Versuchstieren immer größer wird. Kein Wirkstoff, kein Eingriff könnte heute noch, nach dem Selbstversuch des Forschers, an Patienten geprüft werden. Es müssen Tausende von Tieren dazwischengeschaltet werden – weit über die Zahl hinaus, die den Forschern selbst erforderlich scheint. Jede Auflagenverschärfung beim Tierversuch bringt aber für die Innovationschance ein besonderes Problem: Das geltende Tierschutzgesetz, von den neuesten Bestrebungen zu seiner Verschärfung erst gar nicht zu reden, bewirkt, daß Untersuchungen, Experimente, Beobachtungen an Tieren nur noch in großen Organisationen stattfinden können. Allein dort können die Auflagen des Gesetzgebers erfüllt werden. Nun gehört aber zu den Bedingungen, unter denen unvorhersehbare wissenschaftliche Entdeckungen wahrscheinlich sind, auch die Freiheit des Einzelgängers, der einer so abenteuerlichen Hypothese nachgehen möchte, daß er sich mit ihr nicht vorweg der Kritik einer Kommission, eines Gremiums aussetzen möchte, bevor nicht deutliche Anhaltspunkte für seine Vermutung vorliegen.

Der juristische Apparat, der um den Tierversuch herum errichtet worden ist, macht es ihm nahezu unmöglich, ohne sich angreifbar zu machen, einer Idee nachzugehen, zu deren Prüfung Tierversuche erforderlich wären. Der dadurch erzeugte Vorweg-Publizitätszwang schreckt den schüchternen, empfindsamen, Spott und Hohn fürchtenden Einzelforscher ab. – Das gilt nicht nur für den Arzt in seiner Praxis, sondern auch für den angestellten Forscher in einer großen Organisation. Der dort herrschende Erfolgszwang verringert aber die Wahrscheinlichkeit, daß jemand sich um die Bewilligung der Prüfung einer Idee bemühen wird, die er selber noch mit großer Skepsis betrachtet. Es findet eine Vor- und Selbstzensur statt.

Es gibt auch Gegner von Tierversuchen in der Medizin, die immerhin noch einräumen, daß nicht alle Tierversuche durch Reagenzglas-Methoden, durch Zell- und Gewebekulturen oder niedere Organismen ersetzbar seien. Doch fordern sie, daß Tierversuche zu unterbleiben hätten, wenn es sich um Experimente handelt, die, so wörtlich der Bonner Pharmakologe Prof. Kurt Fickentscher auf einer Pressekonferenz des Bundesverbandes der Tierversuchsgegner in Bonn Ende April 1983, *„zum Teil nur dem beruflichen Fortkommen der Experimentatoren dienen"*.

Das ist wirklich ein bemerkenswerter Gesichtspunkt. Man denke nur, wieviel Leid wäre wohl den Eltern, wieviel Verwirrung wäre den jüngeren Generationen in der Bundesrepublik erspart geblieben, wenn ein gesetzlicher Schülerschutz – dem geforderten verschärften Tierschutz analog – unsere Kinder vor den pädagogischen Experimentatoren etwa ab 1967 bewahrt hätte, deren Experimente innerhalb und außerhalb der Schulen nun wirklich, wie man mittlerweile erkannt hat, allein ihrem eigenen beruflichen Fortkommen dienten.

Im übrigen wird es nicht mehr lange dauern, bis ein Patientenbund gegen überflüssige Untersuchungen von Patienten in Lehrkrankenhäusern vom Gesetzgeber fordert, daß die Gefährdung und Quälerei von Patienten durch eine Überzahl von Medizinstudenten aufzuhören habe, da diese ja nur studieren, weil sie sich davon vollkommen wirklichkeitsblind ein besonders gutes berufliches Fortkommen versprechen. Jedenfalls würden wir eine sonderbare Zivilisation bekommen, wenn künftig alles lahmgelegt werden kann, was irgendeiner Gruppe mißfällt, sobald der Verdacht nicht widerlegbar ist, daß ein Forschungsziel oder ein Forschungsverfahren überwiegend dem beruflichen Fortkommen des Wissenschaftlers diene. Hier wird ein diffuser Neidkomplex, eine Gleichheitsobsession zum Forschungshemmschuh.

Natürlich finden Tierversuche in allen Disziplinen, in denen sie bisher eine Rolle gespielt haben, fast immer auch im Zusammenhang mit dem beruflichen Fortkommen des Forschers statt. Und wenn man ein Land, wohl allein des beruflichen Fortkommens der Berufspolitiker halber, in maßloser Weise überakademisiert und mit Hochschulen vollpflastert, wird natürlich auch die Zahl der Nachwuchsforscher und Doktoranden steigen, die möglicherweise auf den ersten Blick wenig aussichtsreiche Experimente nur deshalb betreiben, weil sie dank der Bildungspolitiker auf diesen Lebenspfad gelockt wurden. Wenn gerade damit aber am Ende ein Verbot von Tierversuchen begründet würde, dann haben in einem weiteren Feld die Politiker mit ihrem Beglückungswahn und Egalitarismus das genaue Gegenteil von dem bewirkt, was sie sich und den Wählern versprochen hatten.

Es gibt also wohl noch eine weitere Wurzel für den Wissenschaftspessimismus. Sie nährt nicht nur den, der sich gegen die Naturwissenschaften wendet, sondern sie versorgt auch die Zweifler an den Geisteswissenschaften. Es ist die Obsession mit der Idee der Gleichheit. Sie meint nicht mehr Gleichheit vor dem Recht oder etwa vergleichbar gute Chancen für die meisten, sondern es geht um die Aufhebung nennenswerter Unterschiede im Los der Leute – auch dann, oder gerade dann, wenn sie auf Glück, Geschick und Geschicklichkeit, auf Einfällen und Zufällen beruhen.

Wer so denkt und fühlt, dem passen im Grunde die ganze bisherige Wissenschaft und ihre Voraussetzungen nicht. Schließlich ist alles, was heute als Wissenschaft in irgendeiner Fachrichtung vor uns liegt, von einzelnen erbracht worden: Vom Einzelgänger, von kleinen Teams, von einem Forscherehepaar, jedenfalls von Individuen, deren Namen im Lexikon verzeichnet bleiben. Die Masse, oder gar etwa *„die Arbeiterklasse"* hat noch nie Wissenschaft hervor- oder vorangebracht. Zwar verdanken die einzelnen Forscher unendlich viel all jenen, die als Wissenschaftler oder scharfsinnige Amateure vor ihnen tätig waren, aber auch sie erinnern sich an jene als Individuen.

Der heutige Wissenschaftspessimismus erstreckt sich auf diejenigen Disziplinen, die im Englischen *„science"* heißen. Vor 15 Jahren gab es auch eine Welle von Wissenschaftspessimismus, der damals aber den philologischen und historischen Disziplinen galt. Er war grundsätzlich verschieden von dem, der sich gegen die Naturwissenschaften wendet. Der Wissenschaftszweifel der Kunsthistoriker, der Archäologen, der Germanisten oder Anglisten Ende der 60er Jahre in der westlichen Welt war vor allem eine List und eine Pose der damals jungen Generation. Sie wollte damit manches loswerden, was nun einmal beim Studium und Examen beschwerlich ist, wie die Frühformen einer Sprache, die frühen Stufen der Literatur eines Volkes. Als Grund gaben die jungen Leute damals an, dieses Wissen, und wenn es noch so vermehrt und vertieft würde, tauge doch nicht zur Bewältigung der wirklichen gegenwärtigen und künftigen Probleme des Menschen.

Der Wissenschaftspessimismus der Fächer außerhalb der Naturwissenschaften entsprang damals einem Ungenügen, einem Insuffizienzerlebnis angesichts der Probleme, die man als die eigentlichen empfand, und an deren Lösung man mitwirken wollte.

Der Wissenschaftspessimismus konnte Boden gewinnen, weil die Popularisierung der Wissenschaften eine irrige Auffassung vom Wesen der Wissenschaft verbreitete. Es gibt ja gar nicht *die*

Wissenschaft auf sämtlichen Ebenen unseres Daseins. *Die* Wissenschaft gibt es als einheitliches System, wenn überhaupt nur auf *der* Ebene, wo sie der Unwissenschaftlichkeit im Einzelfall gefährlich wird. Wissenschaft läßt sich nur auf der wissenschaftstheoretischen Ebene einigermaßen einheitlich von Nichtwissenschaft abgrenzen. Aber diese Einheitlichkeit dessen, was heute international als (natur)wissenschaftliche Verfahrensweise gilt, bedeutet keineswegs, daß es die Wissenschaft als einheitliche, als homogene und stets gleich verantwortlich haftende Wirkkraft auch auf all den Ebenen gibt, wo sich irgendwelche Risiken für *den* Menschen, den Erdball, *die* Gesellschaft entspinnen können.

Niemand kann vorhersagen, welcher einzelne wissenschaftliche (Erkenntnis)fortschritt (und dieser umfaßt stets auch das technisch dann jeweils Machbare) irgendwo und irgendwann, oft sehr rasch, auf einer für *den* Menschen bedeutsamen Risiko-Ebene auch wieder eine andere vorhandene Gefährdung aufhebt.

Es gibt keinen logisch haltbaren Grund, weshalb sich die Wissenschaft heute in die undankbare Rolle eines Zwangspartners bei einem Nullsummenspiel drängen lassen müßte, bei dem sozusagen *die* Menschheit neuerdings immer verliert, wenn *die* Wissenschaft einen Fortschritt verbucht.

12.
Feindbild Marktwirtschaft und die Technikfeindlichkeit

In dem Bericht über Wissenschaft, Wachstum und Gesellschaft (Science, Growth and Society) der OECD aus dem Jahr 1971 findet sich eine prophetische Passage: „Die weltweite Kultur von Jugendlichen in ausgedehnten Bildungsgängen (world-wide culture of educated youth) ist zutiefst getränkt mit Sorgen über ökologische Perspektiven und zugleich zunehmend geprägt von antimaterialistischen, egalitären, anti-bürokratischen und dem Leistungsprinzip gegenüber feindseligen Einstellungen. Diese Jugendkultur könnte denkbarerweise sogar vernunftwidrige (anti-rationale) Anschauungen übernehmen und in der kommenden Dekade einflußreicher werden, als es unsere Extrapolationen nahelegen.“

Im Rückblick wünscht man sich, die OECD hätte ähnlichen Weitblick bewiesen, als sie knapp zehn Jahre vorher anfing, den Ideologen der expansiven Bildungspolitik die Munition zu liefern. Denn 1983 wissen wir, es ist genauso schlimm, ja noch schlimmer gekommen, als man es 1971 ahnte. Vor allem war es der neue Wissenschaftspessimismus, der das allgemeine Klima für Leistungen der Marktwirtschaft verschlechtert hat: das Mißtrauen, das Vorurteil, die Undankbarkeit, die oft schon höhnische Ablehnung von allem, was auf naturwissenschaftlichen Erkenntnissen beruht.

Die gesamte Auseinandersetzung, die Befürworter der Marktwirtschaft in den beiden ersten Jahrzehnten nach Kriegsende mit ihren Gegnern führen mußten, dieser gesamte Waffengang zwischen freier und gelenkter Wirtschaft, fand statt unter Ausklammerung der Frage, ob denn nicht auch die Wissenschaft, die Technik, die angewandte Wissenschaft etwas Böses, etwas Überflüssiges sei. Selbst die anfänglichen Angriffe auf das free enterprise system in den USA mit Hilfe der dort um 1953 aufkommenden Theorie von den falschen Bedürfnissen, die durch die Werbung erzeugt würden, waren noch kein totaler Krieg gegen den Fortschritt von Wissenschaft und Technik als solcher.

Es ging damals zunächst nur um die Frage, welches System, das freie oder das zentral gelenkte, besser in der Lage sei, jedem Bürger so rasch wie möglich das Beste vom Besten zur Verfügung zu stellen, was in den Laboratorien entwickelt wird. Die Innovation an sich und ihr Marketing wurden damals nicht oder nur am Rande verteufelt. Insofern befand sich die Marktwirtschaft nach dem Abklingen der Kriegswirtschaft zwischen 1948 und 1968 in einer anderen Lage als seit den 70er Jahren: in einer weniger gefährdeten, da sie durch die volle Entfaltung ihrer Möglichkeiten den ideologischen Gegnern die Argumente nehmen konnte.

Seit Beginn der 70er Jahre hingegen hat die Marktwirtschaft durch den für die meisten Beobachter völlig unvorhersehbaren Vertrauensverlust der Wissenschaft und Technik eine offene Flanke erhalten. Sie, mit all ihren auf Rentabilität gerichteten Investitionen und Produktentwicklungen, sei unheilbar inhuman und selbstzerstörerisch, weil sie auch der Rahmen, das satte System sei, innerhalb dessen die Mittel und Spielräume vorhanden sind, aus denen die angewandte Wissenschaft am meisten machen kann. Noch primitiver, aber dem Geist der „Ökologisten" entsprechend ausgedrückt: Die freie Wirtschaft ist böse, weil sie eben auch eine freie, jedenfalls freiere Wissenschaft, in Grundlagen- und Anwendungsforschung, ermöglicht als eine sozialistische und gelenkte Wirtschaft. Es gibt Parlamentarier, in Europa wie in den USA, die in allem Ernst die Auffassung vertreten, man könne doch eigentlich mit dem Arsenal von Arzneimitteln, die um 1965 vorhanden waren, ganz gut für den Rest der Menschheitsgeschichte auskommen. Wozu neue Arzneimittel, deren Entwicklung die Kosten der vorhandenen doch nur erhöhe, wenn man bereits mit den verfügbaren Medikamenten eine allgemeine Lebenserwartung von über 70 erzielt habe? Schließlich sei die Gefahr zu groß, daß unter neuentdeckten Wirksubstanzen doch immer wieder gefährliche Substanzen auftauchen, mit unerkannten Nebenwirkungen.

Dieser neue für die Marktwirtschaft so gefährliche Wissenschaftspessimismus, die systematische Abwertung der Naturwissenschaften ist selber aber auch schon eine Folge des Egalitarismus, des Gleichheitswahns der letzten 20 Jahre. Infolge der expansiven Bildungspolitik (extrem praktiziert u. a. in der Bundesrepublik Deutschland, in den USA, in Frankreich und Italien) hat sich das Verhältnis der vermeintlich wissenschaftlich Ausgebildeten außerhalb der Naturwissenschaften gegenüber den strengen (und nicht von jedermann studierbaren) Wissenschaften so verschoben, daß eine weitaus größere Zahl von Nichtnaturwissenschaftlern verdrossen und mißgünstig auf eine nicht ganz so stark gewachsene Zahl von strengen Naturwissenschaftlern blickt, weil u. a. das anlagebedingte mathematische Begabungsdefizit der Mehrheit der Bevölkerung hier noch griff. Die Enttäuschten wollen das Gebäude eingerissen sehen, zu denen ihnen auch die *„Demokratisierung der Hochschulen"* den Zugang nicht öffnen konnte. Die Entwertung der wissenschaftlichen Ausbildung im allgemeinen durch die expansive Bildungspolitik führte, im Klima des Gleichheitswahns, zu einer verstärkten Feindseligkeit der *„reinen"* und *„sanften"* Intellektuellen gegen die *„härteren"* Naturwissenschaften und ihre technischen Anwendungen.

Gleichzeitig erhöhte aber die expansive Bildungspolitik auch innerhalb der angeschwollenen Reihen der Naturwissenschaftler die Zahl derer, die sich auf ihrem Gebiet nicht mehr viel erhoffen können. Sie tragen ebenfalls zur Zahl der Unzufriedenen bei. Und so ergab sich, dank der Kurzsichtigkeit und der Stimmengier der Politiker in einigen westlichen Ländern eine Situation, in der Scharen von Halbgebildeten aus den besseren Häusern im Begriff sind, das Zeitalter der Wissenschaft und mit ihm die Marktwirtschaft zu demontieren. Dieses Klima, diese Situation wirkt sich aber auch vorbildartig auf Länder aus, in denen es diese extrem expansive Bildungspolitik nicht gegeben hat.

Vor 15 Jahren hieß es: Wenn die Zahl der Studenten nicht sprunghaft erhöht wird, versäumen wir die „Modernität", was immer die Dahrensdorfs und Hamm-Brüchers davon verstanden haben mögen. Die Wirtschaft von morgen könne gar nicht genug Akademiker von den Hochschulen geliefert bekommen.

Das waren die Parolen.

Und wie sieht es 1983 aus? Betrachten wir das größte Unternehmen Europas, die Deutsche Bundespost.

Mit über 500 000 Mitarbeitern erledigt sie in weltweit unübertroffener Weise nahezu reibungslos eine riesige Vielfalt von Aufgaben – rund um die Uhr. Sie ist ein Wunderwerk moderner Organisation und macht sich jeden technischen Fortschritt zu eigen.

Sie befördert ja nicht nur Briefe, Pakete und Personen, sondern sie ist auch ein Rivale der Banken und Sparkassen. Sie ist für das gesamte Fernmeldewesen zuständig. Und ohne das technische und organisatorische Talent der Post bleibt der Äther stumm, der Bildschirm leer. Bliebe die Post dem Puls der Zeit, dem Stand der Technik nicht täglich so erfolgreich auf den Fersen, die ganze moderne Welt wäre wie weggeblasen.

Und jetzt die Frage: Wie viele Personen mit Hochschulabschluß braucht die Post in ihrer Belegschaft, um all das zu leisten? Juristen und Volkswirte, Diplom-Ingenieure, Mathematiker? Wenn irgendwo, dann müßte sich doch hier der Bildungsboom ausgezahlt haben?

So gefragt, antworten heute Studenten wie aus einem Munde: Dreißig Prozent! Schweigt man, so tasten sie sich mit immer längeren Gesichtern herunter: 25 Prozent, 20 Prozent, 15 Prozent? Es können doch wohl nicht nur zehn Prozent sein? Darunter aber geht keiner.

Die richtige Antwort jedoch lautet: 0,42 (in Worten: Null Komma vier zwei) Prozent!

2100 Beamte im höheren Dienst braucht die Post, um mit einer halben Million Mitarbeitern das Wunderwerk an moderner Kommunikation in Gang zu halten und weiterzuentwickeln.

Diese 0,42 Prozent sind aber noch nicht die eigentliche Akademiker-Quote bei der Post, denn fast jeder fünfte Beschäftigte im höheren Dienst ist allein durch persönliche Tüchtigkeit im innerberuflichen Aufstieg dorthin gelangt – ohne Hochschulstudium.

174

So bleiben in Wirklichkeit ganze 0,34 Prozent der Arbeitsplätze bei der Bundespost, für die sie Akademiker braucht. Diese Tatsache war eines der am besten gehüteten Geheimnisse in Bonn während der 60er Jahre.

Nun aber sind die Bildungs-Milliarden vertan, verbaut und verplant. Kein Wunder, daß es eine Akademikerschwemme gibt, wenn selbst das Riesenunternehmen Bundespost fast ohne Studierte auskommt.

Fortschrittsüberdruß der Alleskönner

Vielleicht spielt folgendes mit: Es dürfte in der menschlichen Natur eine expansive Aneignungstendenz geben; man will so viel wie möglich, man will alles erwerben, und da dies unmöglich ist, will man wenigstens eine Gestalt, etwas in sich Abgeschlossenes, eine Ganzheit erringen. Nun muß vor allem der Intellektuelle, heute wie vor hundert Jahren, sich eingestehen, daß ein wirklich beherrschbares Gebiet notwendigerweise sehr klein bleiben muß und sich künftig immer weiter verengen wird, im Vergleich mit der stetigen Ausdehnung des wissenschaftlich durchleuchteten Gesamtkosmos. Mit anderen Worten: Der einzelne Mensch kann am Fortschritt der Wissenschaft und der rationalisierten Wirtschaft, wie ihm bewußt wird, nur dann mitwirken und somit teilhaben, wenn er sich selber fortwährend immer mehr beschränkt. Das erfordert neidlose Entsagung. Und manchen Gemütern gelingt das nicht. Diese Selbstbescheidung erzeugt offenbar in manchen Menschen ein Ressentiment. Zielscheibe für diese hämische, aggressive Seelenhaltung wird dann aber die Wissenschaft, ihr Gesamtgebäude, ihr methodischer Anspruch, ihre Träger und am Ende die ganze eigene Zivilisation.

Allgemeiner: Meßbarer sachlicher Fortschritt auf jeglichem Gebiet setzt immer eine progressive Arbeitsteilung voraus. Wirtschaft, Handel, Technik, Wissenschaft, welches Feld man auch nimmt, seine rationale Vervollkommnung fußt immer auf einer Teilung der Aufgaben. Diese bedeutet aber unterschiedlichen Rang, ungleiche Entlohnung, nicht zuletzt auch ungleiche Rollenverteilung hinsichtlich angenehmer und unangenehmer Funk-

tionen. Wenn alle oder wenigstens die Mehrzahl mit einigermaßen gleichem Eifer und einem Mindestmaß an Treue an diesem
System mitwirken, leistet es auf jedem Gebiet ein Maximum. Es
gibt Fortschritt, sei es nun jährlicher Zuwachs am Volkseinkom-
men oder pures Wissen. Wie Joseph Schumpeter schon vor 40
Jahren für den Kapitalismus gezeigt hat, besteht die psychologische Verwundbarkeit eines solchen Systems aber darin, daß
viele Menschen aus emotionellen oder intellektuellen Mängeln
nicht lange genug warten können, um als einzelne den Vorteil
eines solchen Systems in dem für sie seelisch bedeutsamen Maß zu
erfahren. So geht man also daran, es zu zerstören, weil sich der
Abstand zwischen Gesamtfortschritt und persönlichem Fortschritt zu langsam zu verringern scheint. Diese Erklärung Schum-
peters und anderer Autoren für den Angriff auf das kapitalistische System dürfte sich auch für den Überdruß oder Ekel an der
Wissenschaft eignen.

Vielleicht haben wir es hier mit einem Grundproblem des
„Fortschritts" und seiner Verarbeitung in den Individuen zu tun.
Wenn subjektive „Erwartungszeit" nicht mit der überindividuel-
len „Lieferzeit" übereinstimmt, kommt es in einzelnen oder Teilen der Bevölkerung zu einer Reaktion gegen das Fortschritts-
system, sei es wirtschaftlich oder wissenschaftlich. Man sucht
nach Symptomen des Verfalls, des Bösen an sich, um seine eigene
Desertion in die „Alternative" zu rechtfertigen.

Das Phänomen Geiz und die alternativen Gesundbeter

Hier zeichnet sich eine weitere Folge der expansiven Bildungspolitik ab. Sie hat den Wert des einzelnen Diploms und künftige
Erfolgsmöglichkeiten für Inhaber von früher nur unter großer
Leistung erreichbaren Ausbildungsabschlüssen verringert. Offenbar nimmt die so betrogene junge Generation insgeheim Rache an der alten für die Folgen der antielitären Bildungsreform,
mit der die Elterngeneration sie gestraft hat. Da jedoch der Egalitarismus ein politisches Tabu ist, darf die junge Generation nicht
offen sagen, was sie umtreibt. So verschleiert sie ihren Ärger über

176

die durch die Älteren verpatzten Berufschancen durch die Attitüde und Rhetorik vom *„alternativen Leben"*.

Diese Entwicklung, mit ihrer unausweichlichen Fortschrittsverteufelung, wurde aber nur möglich durch die ungewöhnlich lange Periode der marktwirtschaftlichen und technischen Erfolge seit über dreißig Jahren. Zum erstenmal in der Geschichte (zum erstenmal jedenfalls unter bestimmten, das Phänomen stützenden Bedingungen) haben wir eine Generation von 15- bis 20jährigen vor uns, die nie etwas anderes erlebt haben als Eltern und Erwachsene, die sich fast alles leisten konnten, was die Kinder noch nicht haben, oder tun konnten (Autos, Fernreisen, Fernsehen, Geräte jeder Art, Pornographie). Relativ wenige Eltern der jetzt politisch aktiv gewordenen jungen Generation gehören also zur Kategorie von Eltern, die sagen können: *„Euch soll es noch für eine Weile so schlecht gehen wie uns, als wir in eurem Alter waren."*

Der zur Tugend erhobene Geiz ist jedoch auf jeden Fall ein Mittel, den anderen Menschen zu quälen. Wenn eine von den materiellen Verhältnissen unabhängige Grundsituation für zwischenmenschlichen Kontakt vorliegt, wie es der Generationenkonflikt ist, dann kann stets nur eine Partei das Geizmonopol beanspruchen, um die andere auf ihren Platz zu verweisen. In dreißig Jahren westlicher Wohlstandsgesellschaft ist der jeweils älteren Generation das Geizmonopol entglitten. Naturgemäß hat sich die junge seiner bemächtigt. Und dahinter kann sich sogar zum Teil auch Neid verbergen.

Mitte der 70er Jahre bat mich ein Kollege an der Universität München, vom Fach Tiermediziner, um die Deutung eines verbalen Ausbruchs seines Sohnes bei einem Zusammenstoß über gesellschaftspolitische Fragen. Der Sohn habe gefaucht: *„Ja, ihr hattet es noch gut. Ihr habt das Elend noch gekannt!"* Eine tiefenpsychologische Deutung dieser Äußerung könnte helfen, die Vorgänge ab 1980 zu erklären.

Vorweg ist aber festzuhalten: der Kult der Armut, der ferne Gral der Askese, die Faszination des einfachen Lebens ist über so lange Zeiträume hinweg in der Kulturgeschichte immer wieder aufgetreten, mit oder ohne religiöse Komponenten, daß es falsch wäre, sich gerade aus seiner jetzigen Erscheinungsform, etwa seit 1972, die Ansicht aufdrängen zu lassen, es lägen nun ganz spezifische, für unsere Zeit absolut gegebene Faktoren vor, die es aussichtslos machen würden, sich diesem Kult entgegenzustemmen, ja ihn vielleicht als irreversibel anzusehen.

Natürlich ist nicht alles Geiz, was so aussieht. Es beeindruckt heute jeden z. B., wenn ein Künstler mit sparsamen Mitteln eine bewundernswerte Leistung vollbringt. In sämtlichen Sparten der Kunstkritik ist die Redewendung von der Sparsamkeit der Mittel seit über hundert Jahren ein Lob. Ein Teil der Leistung des Künstlers liegt ja bereits in seiner Geschicklichkeit, elegant mit wenig auszukommen und doch eine volle Wirkung zu erzielen.

Architekten, Designer, Modeschöpfer, Konstrukteure in der Technik – sie alle hören es gern, wenn man ihnen die Fähigkeit bescheinigt, mit sparsamen Mitteln ein Maximum an Wirkung, an Gefälligkeit und Brauchbarkeit zu erzielen. Wäre es somit nicht auch denkbar, daß sich in dem Antrieb, in der Einfallskraft des Künstlers oder Konstrukteurs, der den sparsamen Einsatz der jeweiligen Mittel zur Virtuosität bringt, unter anderem auch ein althergebrachter Geiz – als latentes Gefühl, als tendenzielles Erfolgserlebnis – ausdrückt – Stolz, mit so wenig wie möglich auszukommen? Es scheint mir durchaus erwägenswert, ob ein Mindestmaß an potentiellem Geiz nicht ebenso zur Grundausstattung der menschlichen Natur gehört wie ein Mindestmaß von Neidfähigkeit. Und zwar aus Gründen, die mit unserer Stammesgeschichte zusammenhängen. Die Kunst, mit denkbar sparsamen Mitteln die ausreichende Wirkung zu erzielen, hat sicher meist Überlebensvorteile geboten, ob es nun das Dach über der Behausung, das Segel auf dem Boot oder das Gewicht von Pfeilen und Bogen gewesen ist.

Auch gibt es immer wieder Situationen unseres Lebens, im Spiel und im Ernstfall, im Beruf und beim Steckenpferd, wo es außerordentlichen Spaß bereitet, ja tiefe Befriedigung verschafft, uns selbst und einigen Zuschauern zu beweisen, mit wie wenig Mitteln wir etwas bewerkstelligen können. Auch der Reiz des uralten Fragespiels gehört hierher: welche Bücher würde man auf eine Robinson-Insel mitnehmen, wenn es nur 30 oder nur 10 Stück sein dürfen? Das heißt: die Aufgabe, sich einer erforderlich gewordenen Reduktion, einem festen Rahmen stellen zu müssen und dann doch daraus noch das Beste zu machen – diese Herausforderung entspricht weithin unserem allgemeinen Bedürfnis nach ungelösten Aufgaben. Das Weglassenkönnen, das einmal Sehenwollen, mit wie wenig es auch noch geht, enthält ganz offensichtlich Lustquellen für viele, vielleicht für alle Menschen, unabhängig vom Zivilisationsstand. Und in keinem anderen Wirtschaftssystem, allein in der Marktwirtschaft, kommt bei Produktentwicklung und Herstellung so vieles diesem allgemeinen Bedürfnis entgegen. Alle diese eben genannten Verhaltensweisen hat noch kein vernünftiger Mensch als Geiz getadelt. Zu beachten ist aber folgendes:

Der eigentliche und in der Regel krankhafte, neurotisch übersteigerte Geiz bringt dem Menschen, der ihm frönt, nicht zuletzt auch deshalb einen Lustgewinn, weil damit seelische Momente und, stammesgeschichtlich gesehen, Urbedürfnisse mit psychobiologischer Vorprogrammierung belohnt werden, die ihrerseits den oben genannten positiven, konstruktiven, innovativen Verhaltensweisen immer schon Nahrung gegeben haben und weiterhin geben. An dieser Nahtstelle im Gemüt vermute ich psychologische Wurzeln für die Neo-Askese der 70er Jahre, die auf so merkwürdige Weise Alte und Junge, Linke und Rechte, Intellektuelle und Landwirte an den gemeinsamen grünen Tisch bringt, an dem dann beschlossen wird, daß künftig nichts mehr geht.

Seit fast 20 Jahren ist folgender Widerspruch in der Gesellschaftspolitik westlicher Länder immer deutlicher geworden: genau in demselben Grade, in dem man sich für die Angleichung der Entwicklungsländerbevölkerungen an die Verhaltensmuster, an die Wertvorstellungen und Lebensinhalte der westlichen Industriegesellschaften verantwortlich erklärt, ist zugleich im Westen selber, im Binnenland, der Mut und das Selbstvertrauen geschwunden, jugendlichen eigenen Landsleuten, den Söhnen und Töchtern der nördlichen Industrieländer das Ausbrechen, das Ausweichen in leistungsindifferente oder leistungsfeindliche Subkulturen zu verwehren oder auch nur zu verargen. Tatsächlich ist aber diese alternative *„Lebensphilosophie"*, die Gleichgültigkeit gegenüber der eigenen beruflichen und der nationalen Zukunft zugunsten einer Sofortbefriedigung elementarer Triebe vollkommen analog der Gemütsdisposition vieler unentwickelter Bevölkerungen in der *„Dritten Welt"*.

Wundert sich eigentlich niemand darüber? Ausgerechnet die Persönlichkeiten, Organisationen, Parteien und kirchlichen Kreise, die seit einem Vierteljahrhundert die „Mitverantwortung" des Westens für die Modernisierung, die Entwicklung der „Dritten Welt" als selbstverständliche Pflicht predigen, sind in der Regel auch die verständnisvollsten Erleichterer und Verteidiger der Leistungsverweigerung, der gekünstelten Enttechnisierung durch die „Alternativen".

Die unmittelbarste, und für viele einzige, Mitverantwortung an der „Welt von morgen" bestünde aber doch im Einfluß, den ein Älterer auf ein paar jüngere Menschen haben wird. Diese, ganz einfach, weil sie noch leben werden, wenn er nicht mehr lebt, sind die „Welt von morgen". Es ist deshalb paradox, wie sehr sich viel zu viele seit Jahren haben weismachen lassen, sie würden ihrer Aufgabe als Eltern und Erzieher, als Lehrer gerade dann gerecht, wenn sie in der jüngeren Generation möglichst wenige Spuren ihrer eigenen Persönlichkeit zurücklassen. Eine merkwürdige Mischung aus Schuld- und Schamgefühlen regte sich in manchen, die glauben, ihre eigentliche Mitverantwortung für die künftige Welt bestünde darin, diejenigen, die in dieser Welt tätig sein werden, so wenig wie möglich beeinflußt, geprägt, beraten und mit Wertvorstellungen erfüllt zu haben. Nur so sei unsere Jugend frei, von aller Vergangenheit emanzipiert, um eine vollkommene neue Gesellschaft zu gründen.

In der eigenen Gesellschaft räumte man in zunehmendem Maße jedem das Recht ein, auf seine Façon selig zu werden. Selbst wenn man genau weiß, daß er sich beruflich und oft auch gesundheitlich zugrunde richtet. Es gilt als höchst „unmodern", als „unprogressiv", sich an der Vergammelung der eigenen Jugend, an irgendeiner Form des „alternativen Lebens" zu stoßen. Dieselben progressiven Geister jedoch halten es für unsere moralische Pflicht, sehr ferne exotische Bevölkerungen zwecks Erreichen eines westlich-industriellen Lebensstandards von all denjenigen leistungshemmenden Persönlichkeitsmerkmalen zu befreien, notfalls durch gewaltsame Umerziehung, die man längst bei einem Teil der eigenen Jugend zu übersehen, wenn nicht schon als „normal" zu betrachten geneigt ist.

Ganz abgesehen von dem Widerspruch, zeigt sich auch die Schwierigkeit eines solchen Verwandlungsprozesses. Glaubt man

180

etwa, den Einwohnern karibischer Inseln oder afrikanischer Dörfer leichter entwicklungsverhindernde Kulte abgewöhnen zu können als Studenten an unseren Hochschulen analoge Einstellungen und Verhaltensweisen, die sie verhindern, mit Erfolg abzuschließen?

Seit etwa 15 Jahren beschäftigen sich alle Medien mit der zunehmenden Rauschgiftmode bei der eigenen Jugend. Man hob hervor, wie ungeklärt bei manchen Drogen die Gefahr einer Sucht bzw. einer Dauerschädigung, einer Lebensverkürzung und u. U. einer Schädigung der nächsten Generationen durch Erbmasseveränderungen ist. Und trotzdem zuckte in all diesen Jahren die ältere Generation albern lächelnd die Schultern. Die alles erlaubende Gesellschaft (permissive society), zu der wir geworden sind, ist eben nicht mehr in der Lage, ihre 15- bis 25jährigen von der Experimentierwut mit Drogen fernzuhalten; wie das aber weitergehen wird, welche Schäden bleiben werden, wissen wir nicht.

Weshalb ist in Ländern wie den USA, Schweden, der Bundesrepublik und in einigen anderen Ländern der Mut, die Entschlossenheit zu einer rationalen Jugendpolitik *im Binnenraum* ziemlich genau in *dem* Grade geschwunden, in dem man sich in utopischer Überschätzung der Beeinflussungsmöglichkeiten die Entwicklung ferner exotischer Völker zum überragenden Ziel gewählt hat? Es muß sich um eine merkwürdige, nur tiefenpsychologisch deutbare Verkettung von Motiven handeln.

Man erhält allerdings ein falsches Bild und greift deshalb auch zu falschen Gegenmaßnahmen, wenn man glaubt, die Ablehnung, die Verdächtigung der Marktwirtschaft seit den 70er Jahren sei eine Folge überwiegend autochthoner Erlebnisse und Erfahrungen der Jugend seit 1968. Vielmehr wurde diese in eine Denk- und Fühlfalle hineinmanövriert, deren Grundmuster von eher alten Leuten (z. B. von durch die Eisenhower-Jahre enttäuschten Anhängern des New Deal) vor über einem Vierteljahrhundert gestrickt worden waren.

Ich kann das belegen. Aufgrund meiner Beobachtungen in den USA in den Jahren 1950 bis 1955 schrieb ich 1956 eine Studie, die Anfang 1957 in Zürich erschienen ist. Darin befand sich ein Kapitel *„Kurswechsel der Linksstrategie“*, aus dem ich folgende Sätze zitieren möchte:

„Wie kann der Dozent für Nationalökonomie oder politische Wissenschaft ... dem ... Arbeiter klarmachen, daß er ihn, den Intellektuellen und Fürsprecher des machtlosen common man, nach Washington entsenden muß, um durch Dekret eine neue Gesellschaft zu zimmern, die ihm allein erst volle Entfaltung seiner Persönlichkeit verschaffen wird? ... Man sucht dem gutsituierten und konsumfreudigen Durchschnittsamerikaner einzureden, daß er jetzt unglücklich und unzufrieden ist, gerade weil er so ziemlich alles hat, was man ihm vor zwanzig Jahren als aufreizendes Privileg der ‚Reichen‘ vor Augen hielt ... Dieselben Leute mit denselben Intentionen in denselben Zeitschriften klagen nun im wesentlichen dieselbe Wirtschaft ob ihres über den gewöhnlichen Mann und seine Familie geschütteten Luxus an ... Man findet Artikel, die buchstäblich die Ära des Modells T mit der Gegenwart vertauschen möchten. Es sind verschiedene Gründe ..., die den angeblich fortschrittlichen Intellektuellen ... zum Feind gerade derjenigen ästhetischen und leistungsmäßigen Massenbefriedigung machen, die man einer marktwirtschaftlichen Perfektion der Technik verdankt und nicht dem Planer in Washington." („Das Problem des Neides in der Massendemokratie", in: Masse und Demokratie, volkswirtschaftliche Studien für das Schweizerische Institut für Auslandsforschung, hrsg. von A. Hunold, Eugen Rentsch Verlag, Erlenbach-Zürich 1957, S. 254 f.)

In den späten 50er Jahren, und vor allem während der 60er Jahre kamen diese Ideen nach Westeuropa, wobei die Jugendrevolte auf beiden Seiten des Atlantik, im Zusammenhang mit dem Vietnamkrieg, als Vehikel und Nährboden zugleich diente.

13.
Medizinkritik und die Medien der schönen Seelen

Ivan Illich und sein Publikum

Mitte der 70er Jahre, zuerst im englischen, gleich danach im deutschen Sprachraum, trat Ivan Illich zum Angriff gegen die moderne Medizin an. Vorübergehend fand man auf den Bestseller-Listen seine Schrift, die den unverschämtesten, von Sachkenntnis und schriftstellerischem Verantwortungsgefühl ungetrübtesten Angriff auf die moderne Heilkunde darstellt, an den ich mich damals jedenfalls aus den vorausgegangenen 35 Jahren erinnern konnte. Es handelte sich um *„Die Enteignung der Gesundheit"*. Sie war zuvor in englischer Sprache unter dem Titel *„Medical Nemesis"* bei einem linken Verlag in London erschienen. Die deutsche Übersetzung erschien im Rowohlt Verlag, dem wohl auch der klassenkämpferische deutsche Titel eingefallen war. Der englische Titel war immerhin noch geistreich und wandte sich an gebildete Leser. Der deutsche Titel spekuliert bereits auf den Neid gegen die Ärzte.

Den richtigen Ton für die Besprechung fand im März 1975 das in der Welt wohl angesehenste Rezensionsorgan, *„The Times Literary Supplement"*, das Buchmagazin der Londoner Times, das u. a. schrieb: *„Entgegen seiner eigenen Forderung nach Entindustrialisierung scheint Ivan Illich seine eigene Pamphlet-Industrie aufgebaut zu haben ... Die Illich-Industrie, wie so viele andere, glaubt, was gut ist für Illich, ist gut für die Gesellschaft. Und so propagiert man eben die Rückkehr zum Goldenen Zeitalter. Wie* *aber bei den meisten Reklamesprüchen, appelliert man auch hierbei mehr an die meist irrationalen Instinkte des Publikums als an seinen Verstand."*

Leider hatten Illich und sein Verleger die Marktlage in der Bundesrepublik nur zu gut erfaßt. Zu der seit Jahren betriebenen Hetze gegen Ärzte, gegen Krankenhäuser, gegen die Pharmaindustrie, gegen Apotheker, gegen Kassenärztliche Vereinigungen paßte Illichs Feindbild (vorher kamen in seiner Publizistik die Kirche, die Schule, die Technik daran) wie bestellt. Und fast sah es ja auch so aus. Selten war ein Pamphlet, das der ganzen Bevölkerung ein totales Mißtrauen gegen ihren wohl lebenswichtigsten Berufsstand einzuflößen versucht, mit einem solchen Aufwand an Voraus-Publizität aufgebaut worden. Angelpunkte boten dabei eine Veranstaltung in Davos und ein *„Zeit-Forum"*, beide im richtigen Abstand weniger Wochen, im März und April 1975.

Das Zürcher Duttweiler-Institut hatte in Davos dafür gesorgt, daß Illich und Verbündete mit ihrem hysterischen Angriff auf die westliche Industriegesellschaft und die moderne Medizin das letzte Wort behalten konnten. Ähnlich ging es, als kurz danach *„Die Zeit"* die Propagierung Illichs fortsetzte. In zwei Ausgaben *(11.4. und 18.4.1975)* widmete *„Die Zeit"* Illich insgesamt acht Seiten. Zuerst stellte Gräfin Dönhoff, die Herausgeberin der *„Zeit"*, Illich, den *„Ankläger der modernen Industriegesellschaft"*, als einen Autor vor, der *„das Denken revolutioniert"*, um in der folgenden Woche über sieben Seiten hinweg Illich Gelegenheit zu geben, seine These, *„Die Medizin macht uns krank"*, in einer Diskussion mit Ärzten zu verfechten. Stellt man sich daraus diejenigen Äußerungen Illichs zusammen, die über seine Sachkenntnis und seinen Verantwortungssinn Aufschluß geben, so ergibt sich folgendes Bild:

Illich definiert Gesundheit als *„das Niveau, auf dem ein Lebewesen autonom mit seiner Umwelt fertig wird. Im Fall des Menschen heißt dies, daß er die Fähigkeit besitzt, die äußeren Umstände so zu gestalten, daß sie den inneren Zuständen entsprechen. Gesundheit bezieht sich also auf das Niveau von Autonomie und das Niveau von politischer Fähigkeit, die Umwelt zu gestalten."* Mit diesem Trick definiert Illich *„Gesundheit"* so, daß die Heilkunde nicht nur uneingeschränkt politisiert wird, sondern zugleich kann nach Illich nur derjenige Mensch „*gesund*" heißen, der sich pausenlos als Linker oder anarchistischer Systemveränderer zu betätigen weiß.

In Wirklichkeit hat aber all dies, wie die bisherige Geschichte im Übermaß gezeigt hat, mit der körperlichen Gesundheit sehr wenig zu tun. Die autonomen Gestalter ihrer Umwelt, gleich welcher politischen Richtung, alle großen politischen, philosophischen, literarischen und wissenschaftlichen Neuerer, die Gestalter etwa der modernen Nationalstaaten, des amerikanischen Gemeinwesens, des parlamentarischen Systems, viele große Feldherren der Neuzeit, Autoren wie Nietzsche, Freud oder James Joyce – sie und viele andere waren oft krank, immer kränklich, von Leiden jeder Art verfolgt. Oder man denke an Alexander Solschenizyn: krank und doch in der Lage, selbst innerhalb des Sowjetsystems eine Autonomie zu entfalten wie kaum jemand sonst. Der Gesundheitsbegriff Illichs ist also absurd einseitig und politisiert. Er bringt nichts Neues über die vorherige Einsicht der Medizin hinaus, daß Gesundheit stets nur sehr relativ definiert werden kann.

Großenteils zutreffend sind allerdings Illichs Einwände gegen die ständig umfassender, totalitärer, entmündigender werdenden staatlichen Krankenversicherungsapparate. Daß diese Krankheiten erzeugen und verlängern können, hat aber beispielsweise der Berliner Arzt Erwin Liek (1878–1935) mit seinen damals aufsehenerregenden Büchern schon ab 1925 untersucht und vorhergesagt. Bei Ärzten wie Liek oder Paul Diepgen konnte man schon vor einem halben Jahrhundert lesen, was der aufgeregte Magier aus Mexiko, zum Entzücken seiner Bewunderer, als Entdeckungen zum besten gab. Wie wenig Illich aber von der Arbeitswelt in der Bundesrepublik oder in Österreich weiß, zeigt seine Forderung eines neuen Rechts des Individuums, „*sich selbst für krank zu erklären*". Illich möchte das Monopol der Ärzte beseitigen, zu definieren, wer oder was krank sei. Nun, Illich ist offensichtlich weder in der Bundesrepublik noch in Österreich jemals als Arbeitgeber tätig gewesen, sonst wüßte er, daß das Recht eines jeden, selbst zu erklären, wann er krank sei, längst im Übermaß gilt, und daß nur zu viele es raffiniert auszunutzen wissen. In Wirklichkeit ist es übrigens gerade das Monopol des Arztes, jemanden für krank zu erklären, das dem Individuum in der Mehrzahl der Fälle auch allein Schutz vor skeptischen staatlichen oder privaten Instanzen gewährt: vor Gerichten, vor militärischen Behörden, vor Arbeitgebern.

Ließe es Illich bei seinem grobschlächtigen Angriff auf die Organisationsformen der medizinischen Versorgung, so könnte man ihn als einen der zahllosen Struktursürmer betrachten, die seit 1965 eine gutfunktionierende Institution nach der anderen zertrümmert haben. Auf diesem Gebiet gibt es nun einmal Narrenfreiheit, und wir müssen uns damit abfinden, daß manche Gesetzgeber nur zu gern den Narren aufgesessen sind. Was aber mit Illich und ähnlichen Medizinkritikern in seinem Kielwasser unter Beihilfe wirkungsvoller Medien auf die heutigen Heilkunde und ärztliche Praxis zugekommen ist, gehört zu einer grundsätzlich anderen Art von Gefährdung des Gemeinwohles – wie auch jedes einzelnen Menschen. Illichs und seiner Bundesgenossen Bestreben, das Vertrauen des Patienten, des kranken Menschen, aber auch des gesunden Menschen, der eine Vorsorgeuntersuchung in Anspruch nehmen sollte, in jeden Arzt, in jede Art von Therapie und Diagnose total zu untergraben, hat zwar auch einen politischen Zweck: Wie die Aufwiegelung der Studenten gegen Professoren, der Lehrlinge gegen Ausbilder und Meister, der Schüler gegen Studienräte, so verfolgt Illichs Diffamierung der modernen Medizin die Absicht, eines der letzten und wesentlichsten Vertrauensverhältnisse, das es heute noch bei uns gibt, nämlich das vorgegebene Vertrauen des Patienten in den Arzt und in die Heilkunde, zu zerstören. Für eine Gesellschaft der Anarchisten, wie sie Illich und seine Getreuen in den Medien anzustreben scheinen, ist natürlich jedes normale Vertrauensverhältnis, jedes Vertrauen in die Zuständigkeit und Sachkenntnis eines Berufsstandes ein Hindernis. Nun ist es aber nicht dasselbe, ob man die Geistlichen, die Oberstudienräte oder Hochschulprofessoren als willkürliche, eitle, arrogante Popanze hinstellt, um die Kirchen, um die Reifeprüfung, um die Universitäten zu ruinieren. Das letztere ist ja vor allem dank beflissener Politiker weithin gelungen. Die gleiche Methode aber gegen die Medizin und Arztpraxis angewandt, gerät bereits ins Kriminelle. Hier geht es nicht mehr allein um verpfuschte Lebensziele und Ausbildungswege, sondern um nacktes Leben, um das Krüppel- oder Nichtkrüppelsein.

Im April 1975 bot das Zürcher Duttweiler-Institut in Davos Illich ein Mammutsymposium als Forum an, das mit raffiniert ausgeklügelter Zeitplanung und Besetzung dem aberwitzigen Angriff des Magiers aus Mexiko auf die Medizin optimale Publizität verschuf.

In Davos stellte Illich Behauptungen auf, die eigentlich jedem verantwortungsbewußten Arzt hätten verbieten sollen, mit ihm noch gemeinsam öffentlich zu diskutieren. So stritt Illich in Davos global ab, daß Schutzimpfungen Erfolg hätten (1982 erlebte Großbritannien erstmals seit Jahrzehnten eine Keuchhustenepidemie, weil die Schutzimpfungen immer seltener in Anspruch genommen worden waren) und daß die Bekämpfung der Infektionskrankheiten mit Chemotherapie sinnvoll sei. Diese Thesen sind in dem Buch Illichs nur mehr abgeschwächt zu finden. Was Illich aber nach wie vor behauptete, ist grotesk und gefährlich genug.

Am 18. April 1975 konnte er sich mit folgenden Thesen in der „Zeit" verbreiten:

„Es geht mir um die Frage nach der Wirksamkeit ärztlicher Diagnose und Therapie. Da ist zum Beispiel das Problem Krebs. Von den Krebskranken können wir sagen: Ganz gleichgültig, wie früh die Diagnose gestellt wird, ganz gleichgültig, welche Intervention verwendet wird, weder die Bruttoüberlebenserwartung nimmt zu, für die Leute, die wir früher diagnostiziert haben und bei denen wir die gegenwärtig mögliche Therapie angewendet haben, noch kann bewiesen werden, daß die Morbidität... sinkt. Wir können mehr oder weniger dasselbe sagen in bezug auf die Herzbehandlung. Wenn man Leute mit Herzinfarkt, die zu Hause herumdoktern, mit solchen desselben Typs von Infarkt vergleicht, die in Intensivbehandlung kamen, haben jene, die zu Hause behandelt wurden, eine leicht höhere Überlebensrate als die, die im Spital behandelt wurden."

Soweit Illich, der übrigens kein Arzt ist. Spätestens an dieser Stelle hätten die von der „Zeit"-Redaktion zum Gespräch mit Illich eingeladenen Ärzte die Diskussion abbrechen müssen, um zu verhindern, daß noch gefährlicherer Unsinn Illichs über das „Zeit-Forum" unter die Leute kommt. Statt dessen kam der Physiologe Professor Hans Schäfer mit einer an dieser Stelle völlig überflüssigen These zum Placebo-Effekt (siehe unten) Illich zu

Hilfe. Erst nach einer ganzen Weile raffte sich einer der Ärzte auf und wandte ein, daß beispielsweise beim Brustkrebs frühzeitige Diagnose und Behandlung echte Heilerfolge erzielen können und daß man der Intensivstation beim Herzinfarkt eine größere Überlebensrate verdanke. Darauf antwortete Illich nur mit einem einzigen unverfrorenen Satz: *„Woher wissen Sie das?"*

Als die Ärzte weitere Einwände erhoben, erklärte Illich, der Ex-Priester, erneut ex cathedra: *„Für den Brustkrebs ganz bestimmt auch... für den Gebärmutterkrebs läßt sich nachweisen, daß... es nicht möglich ist, die Lebenserwartung von Krebskranken durch Frühdiagnose oder durch Therapie zu verlängern oder die Überlebenschancen zu erhöhen."*

Nun gibt es tatsächlich einige Organe, bei denen auch heute noch die in der Regel frühestmögliche Diagnose eines Tumors keine gute Prognose erlaubt, aber diese Krebsarten bzw. Organe nannte Illich nicht, sondern ausgerechnet die Stellen des Körpers, bei denen Frühdiagnose und Frühtherapie außerordentlich viel retten können. Als sich aber der anwesende Frauenarzt beim *„Zeit-Forum"*-Gespräch wehrte, verkündete Illich in seiner geradezu infamen Arroganz des von den Medien verhätschelten Ignoranten: *„Man kann zum Schluß kommen, daß überhaupt kein Unterschied in der Überlebenschance besteht. Ganz gleichgültig, ob ein Krebs früh, mittel oder spät behandelt worden ist."*

An dieser Stelle wurde es offenbar auch der *„Zeit"*-Redaktion ein wenig unheimlich. Und weil die Ärzte dem Mundwerk Illichs nicht gewachsen waren, fragte sie selber: *„Eine sehr persönliche Frage, Herr Illich: Wenn eine nahe Verwandte von Ihnen an Brustkrebs erkrankt, würden Sie zur Operation raten oder nicht?"* Darauf Illich: *„Ich würde der Frau sagen, daß wir besser auf den griechischen Inseln Ferien machen."* Nicht einmal dies konnte die *„Zeit"*-Redaktion davon abhalten, ans Ende des Gesprächs die Empfehlung zu setzen: *„Das Wachstum an Erkenntnis, das Illich zu danken ist, bleibt weit größer als die Menge der möglichen Einwendungen."*

Ob dies auch die Angehörigen, die Hinterbliebenen jener Menschen sagen werden, die Illichs kenntnislosen, boshaften, aber sehr geschäftstüchtigen Angriff auf die moderne Heilkunde für bare Münze nehmen, weil ihm *„Die Zeit"* und der Rowohlt-Verlag ein scheinbar seriöses Forum geboten haben? Und wo blieben eigentlich unsere Gesundheitspolitiker? Sie versprechen sich doch gerade von der Vorsorgemedizin, der Früherkennung und Frühbehandlung so viel? Begreifen sie nicht, daß Falschinformationen, wie sie Illich verbreitet, wahrscheinlich mehr Menschenleben kosten können, als sie beispielsweise mit ihrem überperfektionierten Arzneimittelgesetz je zu retten hoffen können? Doch keiner unserer Gesundheitspolitiker kam mir in Presse oder Fernsehen mit einer Warnung vor Ivan Illichs Thesen vor Augen.

In seinem Buch „Die Enteignung der Gesundheit" (S. 18 f.) wiederholte Illich dann die pauschale Bagatellisierung der heutigen Krebsfrühdiagnose und Behandlung. Die Überlebensquote beim Brustkrebs sei bei behandelten und unbehandelten Fällen gleich groß. Ein frühes Eingreifen bei Krebserkrankungen würde vermutlich die Überlebensquoten nicht verändern. Dies gab Illich 1975 als neueste Erkenntnisse heutiger Epidemiologen aus. Sieht man sich aber die Fußnoten näher an, die seine Behauptungen belegen sollen, so fällt auf, daß sie überwiegend 15 Jahre alte Artikelchen und Diskussionsbeiträge in einigen Zeitschriften sind. Die These, daß bei Dreiviertel der etwa zwölf häufigen Krebsarten eindeutige Beweise für Behandlungserfolge fehlen, wird mit einem drei Seiten langen Artikel belegt, der 1960 (!) in Kanada erschienen ist. Die These, daß Brustkrebs und Frühbehandlung keine bessere Prognose erlaube, als wenn er unbehandelt geblieben wäre, belegt Illich mit einem drei Seiten langen Artikel aus dem Jahr 1963 (!) in einer amerikanischen Zeitschrift und mit einem Buch aus dem Jahr 1960 (!).

Natürlich konnte man seit vielen Jahren solchen Unsinn, wie ihn Illich von sich gibt, in den Blättchen verschiedener religiöser Sekten und Quacksalbergruppen lesen. Dort blieb er aber relativ ungefährlich. Das Unheilvolle am telegenen Nihilismus eines Illich ist der aus gesellschaftspolitischen Gründen ihm angebotene vertrauenseischende Rahmen angesehener Verlage und Publikationen. Illichs Amoklauf gegen die Medizin, gegen den ärztlichen Beruf paßte natürlich ins Konzept der Linken. Jede Untergrabung der Position des selbständig praktizierenden, des in eigener Verantwortung entscheidenden Arztes, die Zerstörung des bisherigen Patienten-Arzt-Verhältnisses nützt all jenen, die diesen freien Beruf und seine Einrichtungen abbauen möchten. Wie wenig es diesen Kreisen aber um Gesundheit, wie sehr es ihnen allein um Machtgewinn geht, zeigt der Beifall, den sie selbst einem Illich spenden.

Kaum ein Zufall wird es auch gewesen sein, daß sowohl beim „Grenzen der Medizin"-Symposium des Duttweiler-Instituts in Davos als auch beim „Zeit-Forum" die Veranstalter als Korrektiv zu Illich den Physiologen Professor Hans Schäfer, einen großen Forscher auf dem Gebiet der Elektrophysiologie, aufgeboten hatten, der leider so schiefe patho-soziologische Ansichten äußerte, daß viele Journalisten bei ihm Bestätigungen Illichs heraushören konnten. Man kann natürlich nicht, wie es Schäfer in Davos unternahm, die Medizin vor Illich in Schutz nehmen, indem man auf die eigentlichen „großen Killer der Gegenwart", wie z. B. das Rauchen, den Alkohol oder den Straßenverkehr, hinweist und diese als „Folgen der Selbstzerstörung in einer krankmachenden Gesellschaft" deutet. Das war Wasser auf die Mühlen eines Illich und seiner ideologischen Bundesgenossen in den Massenmedien. Wie wenig Rauchen und Alkoholmißbrauch mit „der Gesellschaft" zu tun haben, zeigt schon, daß mindestens 50 Prozent der Bevölkerung in derselben Gesellschaft von diesen „Killern" unbedroht bleiben. Nicht eine „krankmachende Gesellschaft", sondern die falschen Bezugspersonen und Bezugsgruppen sind die Verführer. Ihnen erliegt man aus Gründen, die mit der Gesellschaftsform sehr wenig zu tun haben.

Schließlich haben ja gerade die – wie man in völkerkundlicher Ignoranz irrtümlich meint – idyllischen und solidarischen Naturvolkgemeinschaften den Genußmittel- und Drogenmißbrauch vor uns geübt. Und es ist fraglich, ob der Straßenverkehr bei heutiger Bevölkerungszahl und allgemeiner Mobilität wesentlich weniger schwere Unfälle brächte, wenn er sich allein mit Hilfe von Pferden abspielen müßte.

Eine Theorie des Placebos

Im Anschluß an die Davoser Tagung sollte offenbar Professor Schäfer im „Zeit"-Gespräch ein zweites Mal als Kritiker Illichs fungieren. Leider fiel ihm auf Illichs Behauptung der Wirkungslosigkeit der heutigen Medizin bei Herzkrankheiten und Tumoren nichts Besseres ein als die Erklärung: *„Das erschütterndste Argument gegen die Medizin ist eine wohldurchdachte Theorie des Placebos. Wer jemals diese Theorie zu Ende gedacht hat, weiß, daß die Medizin nach wie vor eine weithin magische Kunst ist."*

Soweit Professor Schäfer zu Illichs extremsten Thesen, die damit eher Schützenhilfe erhielten. *(Im „Zeit-Forum" vom 18. 4. 1975.)*

Gewiß, die psychosomatisch orientierte Heilkunde, auch schon vor dem 20. Jahrhundert, wußte immer vom Placebo-Effekt. Und es ist nicht einzusehen, weshalb er etwas an sich Problematisches sein soll. Am allerwenigsten ist er ein *„erschütterndes Argument gegen die Medizin"*, wie Professor Schäfer irrtümlich meinte. Der Placebo-Effekt hängt ja mit der persönlichen Wirkung eines Arztes auf seinen Patienten zusammen, also gerade mit der Komponente des ärztlichen Tuns, die in der kritisierten technologischen Kassenmedizin vernachlässigt wird.

Daß der Glaube des Patienten an seine Besserung fast immer zum Erfolg der Therapie gehört, ist nichts Neues. Es liegt auch in der Natur der psychophysischen Prozesse, daß eine völlige Trennung der Wirkungen von Lebenswillen, Gesundungswillen, von Glaube und physiologisch nachweisbaren Wirkungen nie möglich sein wird. Es wäre also kaum auszudenken, wie es um die Gesundheit einer Bevölkerung stünde, wenn man bei ihr den Placebo-Effekt völlig ausräumen könnte. Von ihm hängt eben auch der therapeutische Erfolg derjenigen Medikamente oder z. B. orthopädischen Operationen ab, die eine naturwissenschaftlich meßbare Wirkung im Sinne der therapeutischen Absicht tatsächlich gehabt haben.

Was sind denn die Wurzeln des Placebo-Effekts? Es können nur zwei Ursachen sein: Bei der ersten glaubt der Patient an den Medizinmann, an den Quacksalber, den Magier, also an den Arzt vor dem vollen Eintritt der modernen Naturwissenschaften in die Medizin an das Wirkenkönnen des Arztes, des Heilkundigen in der Zeit vor – sagen wir im großen und ganzen – 1850. Natürlich gibt es heute noch Patienten, die am liebsten an Heilkundige außerhalb der Schulmedizin glauben. Solche Menschen können leicht zum Opfer gemeingefährlicher Quacksalber werden.

Die einzige andere Ursache für einen nennenswerten Placebo-Effekt kann aber nur das Ansehen der modernen, naturwissenschaftlich untermauerten Medizin sein, vor allem das Ansehen der heutigen pharmazeutischen Forschung und ihrer Präparate. Nur weil die Medizin, seit etwa 1920 in immer rascherer Folge, so absolut eindeutige, spektakuläre Heilerfolge bzw. Stabilisierungen bei genau diagnostizierbaren Krankheiten erzielen konnte, strahlt von diesem Ansehen der modernen Medizin, vielleicht seit 1930, seit 1940 und besonders deutlich seit Mitte der 50er Jahre, ein ganz neuer potenter Placebo-Effekt auch auf Scheinpräparate, auch auf Medikamente, auch auf Therapien aus, bei denen sich der Wirkungsmechanismus nicht eindeutig kausal und naturwissenschaftlich erklären läßt. Unvermeidlicherweise gewinnen also auch Präparate, die bei verschiedenen Patienten mit dem gleichen Grundleiden sehr verschiedene, ja umstrittene Erfolge bringen, einen Teil ihrer Placebo-Wirkung aus dem berechtigten Ansehen, das die Medizin mit Erfolgen erlangt hat, bei denen der Kausalzusammenhang eindeutig erwiesen ist.

Unglückseligerweise drängt der Perfektionismus der heutigen Arzneimittelgesetze, aus Mißtrauen gegen die Pharmaindustrie, den Placebo-Effekt so in den Vordergrund des ärztlichen Handelns, daß sich bei der Bevölkerung ein neuartiges Unsicherheitsgefühl der Heilkunde gegenüber einstellen wird. Seit den 70er Jahren verlangen die Arzneimittelgesetze verschiedener Länder (in den USA und in der Bundesrepublik Deutschland z. B. viel kompromißloser als in Großbritannien) für alle bisherigen und alle neuen Arzneimittel nicht nur den Nachweis der Unbedenklichkeit, sondern auch den wissenschaftlichen Wirksamkeitsnachweis. Dieser kann aber nur durch ausgedehnte Doppelblindversuche geführt werden. Wenn der Gesetzgeber diese nicht nur für alle neuen, sondern auch für alle bisherigen, einschließlich der ungefährlichen Medikamente verlangt, muß der Prozentsatz der Bevölkerung immer größer werden, der zwar an sich gegen ein Leiden behandelt werden sollte, aber irgendwo in einen Doppelblindversuch gerät und eben nicht behandelt wird, sondern das Placebo erhält. Da in vielen Fällen, bei vielen Krankheiten der Glaube allein nicht ausreicht, sondern durch ein therapeutisch wirksames Präparat zumindest unterstützt werden muß, kann die verordnete Ausweitung der Doppelblindversuche auf immer größere Bevölkerungsteile die Folge haben, daß es zu Opfern der Nichtbehandlung kommen wird. Ist es nicht denkbar, daß ihre

192

Zahl höher sein wird als die Zahl der vom Gesetzgeber befürchteten Opfer, die einem Medikament zuzuschreiben sind, für das der kausale Wirksamkeitsnachweis nicht geführt wurde? Bleiben Doppelblindversuche aber auf Personenkategorien beschränkt, die über das Wesen des Versuchs voll informiert werden und sich freiwillig dazu bereitfinden, sind die Ergebnisse des Versuchs nicht mehr voll auf beliebige Patienten außerhalb einer experimentellen Situation mit ihren spezifischen Einstellungsänderungen übertragbar. Obendrein bleiben das ethische Problem und das Risiko bestehen, daß der sich freiwillig und voll am Doppelblindversuch beteiligende Patient eben nicht die Therapie erhält, die er eigentlich braucht.

Nach einiger Zeit, wenn die zusätzlichen Doppelblindversuche landauf und landab im Gange sind, kann eine weitere Gefahr hinzutreten: Je verbreiteter in der Bevölkerung das Wissen um die zahlreichen Doppelblindversuche ist (und dafür werden die Gesundheitsspalten der Zeitungen, die Magazine der Fernsehprogramme sorgen), desto weniger können Patienten die Angst loswerden, sie seien zufällig Teilnehmer eines Doppelblindversuches, sie erhielten nicht das eigentliche, das richtige Präparat für ihr Leiden. Wie soll der Arzt diese Angst beseitigen?

Das für jeden therapeutischen Erfolg unerläßliche Vertrauen der Patienten in die Aufrichtigkeit des Arztes und in die Wirksamkeit der modernen Heilkunde ist somit einem Zangenangriff ausgesetzt. Auf der einen Seite suchen Phantasten wie Ivan Illich in ihrem Wissenschaftspessimismus den Menschen von der Wirkungslosigkeit der Medizin zu überzeugen. Auf der anderen Seite sind die Politiker, in ihrem Illich verwandten Mißtrauen gegen Arzt und Pharmaindustrie, nur allzu bereit, aus übertriebener Wissenschaftsgläubigkeit für jedes Arzneimittel einen absoluten kausalen Wirksamkeitsnachweis zu verlangen, der auch die Folge haben kann, daß kein Patient seinem Arzt und Arzneimittel mehr traut.

14.
Die verlorene Menschlichkeit in der modernen Medizin?

Menschlichkeit und Dienst nach Vorschrift

Mitte der 60er Jahre lud mich ein Studentenpfarrer ein, vor seiner Gemeinde einen Vortrag zu halten über das Thema *„Ist unsere Gesellschaft noch menschenfreundlich?"* In den Wochen vor der Veranstaltung fragte ich jeden Menschen, der mir über den Weg lief, was ihm zu dieser Frage einfalle. Erstaunlicherweise fiel den meisten fast nichts ein. Längeres Nachdenken förderte aber bei einigen folgendes Erlebnis zutage, das sie als Beweis für die Unmenschlichkeit ihrer Mitmenschen anboten: die Erfahrung nämlich, daß man oft bei Kälte und Wind an der Endstation einer Buslinie in der Nässe stehen bleiben muß, während drinnen im leeren Bus der Fahrer in wohliger Wärme die Zeitung liest. Er ignoriere alles Klopfen und Flehen. Ungerührt öffne er erst eine Minute vor der Abfahrt die Türen.

Geht man der Sache auf den Grund, dann erfährt man natürlich, daß die von den Fahrgästen des öffentlichen Verkehrsmittels als Unmenschlichkeit erlebte Verhaltensweise des Busfahrers in Wirklichkeit der Beitrag seiner Gewerkschaft zur Humanisierung des Arbeitsplatzes ist. Nun ist es zweifellos auch im Interesse aller Verkehrsteilnehmer einschließlich der Fahrgäste des jeweiligen Busses, daß dem Fahrer eine absolute Ruhepause in gewissen Abständen zur Pflicht gemacht ist, in der es ihm erspart bleibt, sich die jüngsten Erlebnisse mitteilungsfreudiger Fahrgäste anzuhören, die fröhlich miteinander losschnattern, während er abzuschalten versucht.

Ähnlich aber wie hier, wird vermutlich recht oft in der sozialen Wirklichkeit dem von den einen erlebten Mangel an Menschlichkeit bei den anderen ein ihnen gewährtes Mehr an Humanisierung gegenüberstehen. Arbeitszeitverkürzungen und Pflichtpausen, die Arbeitnehmerverbände für ihre Mitglieder erzielen, werden sich in der Regel, beispielsweise für die Patienten in Krankenhäusern als ein Mangel an Rücksichtnahme manifestieren. In Zukunft könnten Gewerkschaften durchaus auf die Idee kommen, es für unzumutbar zu erklären, daß ein und dieselbe Nachtschwester eine volle Nachtschicht durcharbeiten muß, und verlangen, daß eine Nachtschwester nur vier Stunden Dienst tun darf, mit Schichtablösung um 1 Uhr früh. Wenn man aber als Patient in einer moribunden Verfassung, wie ich vor ein paar Jahren, gerade die gütige kompetente Nachtschwester als eine Erholung vom rüden ungeschickten Tagespersonal erlebt, dem könnte die unvermutete Verdoppelung der Nachtschwester als weiteres Indiz für die Unmenschlichkeit des Krankenhausbetriebes erscheinen.

Was wir als Menschlichkeit bei der Erbringung von Dienstleistungen jeder Art empfinden, besteht doch in erster Linie aus dem kleinstmöglichen Anteil von Fremdheit zwischen Erbringer und Empfänger. Es gehört nicht viel Phantasie zur Vorhersage, daß keine Art von Medizin unmenschlicher und erfolgloser sein wird als die Art von Medizin, die sich manche Zeitgenossen als zu erreichendes Ziel für das Jahr 2010 vorstellen: alle in den Heilberufen Tätigen sind öffentliche Angestellte mit einer 25-Stunden-Woche.

Die Frage, ob und inwiefern ein Rückgang an Menschlichkeit im Medizinbetrieb stattfindet, sollte aber auch in Betracht ziehen, daß vom Patienten Umstände und Veränderungen als Verluste empfunden werden, die ihre Ursache überhaupt nicht im eigentlichen medizinischen Bereich haben. Der Verlust an Freundlichkeit, Geborgenheit, Wärme und Rücksichtnahme entsteht vielmehr oft auch als Folge eines Trends, einer Mode, die auch außerhalb der heilkundlichen Bereiche zu einer ähnlichen Unmenschlichkeit führt.

Im Frühjahr 1980 gab der Bertelsmann-Konzern in seinem Geschäftsbericht nebenbei die Entscheidung bekannt, daß er künftig in seinen Neubauten keine Großraumbüros mehr verwenden wird. Das Unbehagen über die Großraumbüros, ihr sehr zweifelhafter Wert für die *„Humanisierung des Arbeitsplatzes"* ist seit mindestens zehn Jahren festzustellen, und doch konnte das architektonische Prinzip Großraumbüro – unter anderem zwecks *„Demokratisierung"*, zwecks Abbau von Hierarchie – inzwischen noch zahlreiche Schulbauten, insbesondere Gesamtschulbauten, miterfassen und zum Schaden der Schüler und Lehrer mit einer Note der Unmenschlichkeit überziehen. Als Abkömmling vermutlich der Großraum-Manie, auf jeden Fall aber gleichzeitig mit ihr entstanden ja während der letzten fünfzehn Jahre auch zahlreiche Schulen mit fensterlosen Unterrichtsräumen, die von ihren Benutzern als nicht menschengemäß erlebt werden.

Zu diesen pathogenen Exzessen der Architektur konnte es aber nur deshalb kommen, weil niemand es wagte, den künstlerischen Ambitionen der Architekten entgegenzutreten, und auch, weil nur allzu viele Bauherren etwas vom Glanz der Avantgarde auf sich lenken wollten. Dieser ganze Trend der Architektur seit etwa 20 bis 25 Jahren, mit seiner grundsätzlichen Außerachtlassung der Perspektive und der Bedürfnisse des Individuums, hat natürlich auch den Krankenhausbau beeinflußt und mitgeholfen, der modernen Medizin ein weniger menschliches Gesicht zu geben. In den seltensten Fällen dürften hierbei spezifisch medizinische Vorstellungen und Erfordernisse mitgespielt haben, sondern auch hier – wie bei den Schulen und Verwaltungsgebäuden – war es die Reformsucht der Bauträger, die es den Architekten ermöglichte, eine Architektur ohne Anthropologie zu betreiben. Man denke nur an das Großklinikum Aachen.

Daß die moderne Medizin keine Humanmedizin mehr sei und immer weniger Menschlichkeit enthalte, weil der technische Fortschritt bei seinen Apparaturen und Methoden so rasant gewesen sei, halte ich für ein törichtes Klischee, das den Blick auf eine viel differenziertere Wirklichkeit verstellt und auch den Blick auf Quellen der Unmenschlichkeit, die allein menschliche Ursachen haben.

Vor drei Jahren nahm ich an einem Hörfunkgespräch über die angeblich verlorengegangene Menschlichkeit in der Medizin teil, worin der Moderator jeden Teilnehmer zum Schluß fragte, was er, falls Geld keine Rolle spielte, sich wünschen würde, um dem Menschen in der Medizin wieder mehr gerecht zu werden. Meine Antwort war: so viele Einbettzimmer in allen Krankenhäusern, daß niemandem, der auf ein solches Wert legt, dieser Wunsch abgeschlagen werden kann.

Es ist doch wirklich höchst seltsam, daß die gleichen Kreise, die sich angesichts von Volkszählung und fälschungssicherem Personalausweis in Hysterie über den „gläsernen Bürger" steigern, meistens auch die Leute sind, die sich nichts sehnlicher wünschen, als jeden Menschen, der ins Krankenhaus muß, dort der brutalen Invasion seiner intimsten Privatsphäre zu unterwerfen, die sich vorstellen läßt: der fremde, der nicht von uns ausgewählte Zimmergenosse!

Nach der Sendung des Gespräches erhielt ich den Brief einer Frankfurterin, die mir schilderte, wie es einem in der Regel geht, wenn man sich privat teuer für das Einbettzimmer versichert hat und dann ein solches auch verlangt. Man wird vom Personal sofort als außerdemokratischer Mensch dritter Klasse behandelt: sie wurde von einer Oberschwester angefahren: sind ihnen die anderen Menschen nicht gut genug?! Die Woge der Antipathie, wenn man aufs Einzelzimmer besteht, erlebt man auch in Schweizer Krankenhäusern. Die Krankenhausplaner betrachten den Einzelzimmer-Wunsch auch seit langem als Perversion.

Und kürzlich erzählte mir eine Frau, wie es ihr in einem großen katholischen Krankenhaus gegangen war, in dem sie als Privatpatient gerade lag, als das Krankenhausfinanzierungsgesetz mit der Abschaffung der Pflegeklassen in Kraft trat: von einem Tag zum anderen, bei gleichbleibenden Kosten, wurde sie mit ersichtlicher Wonne des Personals vom Essen auf Porzellan aufs Essen aus dem Blechnapf umgestellt, und ihre Besucher, vorher auch noch nach 20 Uhr zugelassen, hatten ab sofort Hausverbot außer zu den wenigen Besuchsstunden, die für das ganze Hospital galten.

Die pseudodemokratischen Gleichheitsfanatiker frönen eben mit Vorliebe ihrer Lust am Menschen in seiner hilflosesten Lage: wenn er ins Krankenhaus muß. Nichts genießt man mit mehr Schadenfreude, als ihm dort zu verwehren, sich das Maß an Privatsphäre, an Persönlichkeitsschutz, und eben auch an „Datenschutz" zu kaufen, das mit dem selbst bezahlten Einzelzimmer verbunden ist. Die Regel ist: man bekommt es ohnehin nicht. Das sollten die Krankenversicherer ihren Kunden ehrlicherweise in der Werbung sagen oder von sich aus etwas unternehmen, damit sich diese Situation ändert.

Ist die Apparatemedizin an allem schuld?

Das Wehklagen über die Verdrängung der Ganzheitsmedizin, des Ärztlichen und Menschlichen aus der Medizin durch die modernen Apparate begegnet einem schon vor 40, vor 50 und vor 60 Jahren in der einschlägigen Literatur, und es gab auch schon vor 40 Jahren unter den Medizinstudenten einige Jünger, die von dieser Botschaft tief bewegt waren und sie überbewerteten.

Es gehört doch auch zur Menschlichkeit der Medizin, daß die Wartezeit für den Patienten und seine Angehörigen auf einigermaßen definitive Befunde so kurz wie möglich ist. Im Durchschnitt und aufs Ganze gesehen hat sich aber der technische Fortschritt über die Apparatemedizin doch so ausgewirkt, daß in der Regel die Wartezeit auf Befunde kürzer geworden ist, im Vergleich mit dem Zeitraum, sagen wir von 1890 bis 1950 oder 1960, wobei noch nicht einmal auf die Zahl der Befunde eingegangen ist, die vor 20 oder selbst vor 10 Jahren überhaupt nicht an jedem Ort bzw. nicht erhoben werden konnten.

Es ist eine recht alte, heute wieder einmal virulente Wahnvorstellung, daß die bloße Gegenwart, die bloße Verfügbarkeit von technischen Apparaten das Maß an Menschlichkeit, das man füreinander aufzubringen fähig ist, automatisch schrumpfen lasse. Dafür gibt es keine Belege. Es hat sicherlich auch schon um 1900 einerseits geborene Meister der Perkussion und Auskultation gegeben, andererseits auch Ärzte, die mit schlechtem Gewissen ahnten, daß sie stets weniger hören als ihre Kollegen.

Es wäre doch naiv, anzunehmen, man könne jeden jungen Mediziner zur Virtuosität in der Perkussion und Auskultation bringen, indem man ihm die Nutzung apparativer Verfahren jüngeren Datums abgewöhnt oder einschränkt.

Niemand glaubt doch, aus jedem beliebigen Studenten der Kunstgeschichte ließe sich ein Kunstexperte mit einer Treffsicherheit von 95 % machen, indem man ihn auf seinen kunstgeschichtlichen Blick, auf seine Gabe zur „Empathie" zurückwirft und die modernsten analytischen apparativen Methoden vorenthält, mit denen heutzutage Gemälde auf ihre Echtheit überprüft werden.

Und niemand hat bisher ernsthaft die These vertreten, daß die Begegnung heutiger Menschen mit der Musik früherer Jahrhunderte oder mit großen Interpreten und Solisten dadurch ihrer Wärme, ihrer Unmittelbarkeit, ihrer spezifisch menschlichen Qualitäten beraubt worden sei, weil sich während der letzten 20 Jahre die Aufnahme-, Speicher- und Wiedergabetechniken für Tonwerke in einer noch um 1950 unvorstellbaren Weise perfektioniert haben.

Bezeichnenderweise war es übrigens auch die sozialliberale Bundesregierung, die sich den Fortschritt im Gesundheitswesen, in den Heilberufen fast ausschließlich von der Vervollkommnung der Apparatemedizin und der naturwissenschaftlichen Erkenntnisse versprach. Man kann das leicht belegen:

Das Bundesministerium für Forschung und Technologie produzierte im Februar 1980 (Stand Januar 1980) eine komplette Aufstellung der vom Bund geförderten Forschungsvorhaben auf dem Gebiet des Gesundheitswesens. Es sind 137 engbedruckte Seiten im DIN-A4-Format, auf denen 864 Projekte beschrieben werden. Für jedes sind der Zuwendungsempfänger, das Thema, die Laufzeit und der Gesamtförderungsbetrag angegeben. Einige dieser Projekte laufen oder liefen seit 1971, andere noch bis 1983. Der Förderungsschwerpunkt, zeitlich gesehen, scheint zwischen 1977 und 1981 zu liegen. Von diesen rund 900 Projekten befassen sich weniger als 10 mit Fragestellungen, die im eigentlichen und engeren Sinn auf eine Vermehrung der Menschlichkeit in der Medizin hinzustreben scheinen – „Menschlichkeit" verstanden im Sinne der als Provokation gemeinten Frage: „Wo bleibt die Menschlichkeit in der Medizin?"

Das heißt: 99 % der medizinischen Forschungsvorhaben, die aus Bundesmitteln gefördert werden, erstrecken sich auf Probleme der naturwissenschaftlichen und technologischen Medizin, auf Apparate, Prothesenverbesserung, Isotopen- und Strahlenmedizin, Ultraschallverfahren, Lasergeräte und – mit besonders großem Aufwand – auf den Einsatz von EDV-Anlagen im Gesundheitswesen.

Die einzelnen Förderungsbeiträge für die rund 900 Projekte liegen in der Größenordnung zwischen einigen zigtausend DM und einigen hunderttausend DM. Wenige liegen bei 1 bis 5 Millionen DM. Auffallend ist, daß die meisten Projekte mit Kosten in der Größenordnung um 5 Mill. DM auf dem Gebiet der elektronischen Datenerfassung und Datenauswertung liegen.

Die in weitem Abstand größte Einzelzuwendung von Bundesmitteln für Gesundheitsforschung ging an das Hessische Sozialministerium: nämlich rund 27 Mill. DM für das Projekt *„Informationsverbund mehrerer Krankenhäuser unter Benutzung eines zentralisierten DV-Systems"*. Diese 27 Mill. waren für eine Laufzeit von Ende 1974 bis Ende 1981.

Um einem Mißverständnis vorzubeugen: was immer man von den einzelnen Projekten und Zuwendungsempfängern halten mag, die Tatsache, daß 99 % der Mittel für naturwissenschaftliche und technische Vorhaben bereitgestellt werden, möchte ich in keiner Weise beklagen. Ob überhaupt und inwieweit sich diese Projekte in Zukunft als ein Rückgang an Menschlichkeit in der Medizin auswirken werden, kann hier offenbleiben. Viele der Apparate und Verfahren, die allem Anschein nach in Entwicklung sind, scheinen mir sehr nützlich.

Im Gegenteil: Ich glaube nicht, daß man das erhoffte Mehr an Menschlichkeit dadurch erreichen könnte, indem man Bundesmittel zu diesem Zweck unter die Sozialwissenschaftler streut. Die Handvoll Projekte nämlich, die in diesem Forschungskatalog unter der Ägide von Medizinsoziologen ausgewiesen werden, können nicht gerade besonders ermutigend genannt werden. Ein paar Beispiele: So verforschte ein Team in Südwestdeutschland in 22 Monaten eine halbe Million für eine *„Begleitstudie zur Erfassung sozio-struktureller Auswirkungen gemeindezentrierter Interventionen zur positiven Beeinflussung des Gesundheitsverhaltens"*.

Geradezu auf geniale Weise scheint mir eine sozialmedizinische Forschergruppe in Heidelberg 350000 DM für einen Zeitraum von 16 Monaten erwirkt zu haben: sie will lediglich einen *„Katalog machbarer Methoden für Interventionsmethoden erstellen,* *die im nächsten Forschungsvorhaben auf Effizienz getestet werden sollen".*

Mangel an *„Menschlichkeit"*, verletzende Unpersönlichkeit und Distanz, ein übermäßig rationalisierter Ablauf können aber auch vom Patienten dann erlebt werden, wenn die Ursachen in keiner Weise mit der Apparatemedizin zu tun haben.

Mir wurde einmal ein hervorragender Gynäkologe geschildert, der vermutlich gar nicht ahnt, wie viele Patientinnen er nach dem ersten oder zweiten Besuch in seiner Praxis verliert, weil sie sich tödlich gekränkt fühlen. Dieser Klinikchef glaubt sicher, alles ganz richtig zu machen: die Patientin ist auf die Minute genau bestellt, sie macht sich frei, Schwester oder Hebamme sind zur Stelle, wenn sie im Untersuchungssessel liegt und wartet. Der Arzt erscheint pünktlich, untersucht, nimmt den Abstrich, stellt ein paar Fragen, entschwindet. Die wieder Angekleidete erhält im Sekretariat das Rezept, Verhaltensregeln, den nächsten Termin. Sachlich, rationell, neutral, keine mißverständliche Vertraulichkeit: es müßte die ideale Situation sein. Und doch äußern sich einige der Patientinnen mit Worten wie: *„Unmöglich! Ein Arzt, der mir nie hinter seinem Schreibtisch gegenübersitzt und mit mir spricht, ist mir unerträglich. Ihn kann ich doch nie etwas fragen."*

Ungeschicklichkeiten, Gefühllosigkeiten, die Patienten als Mangel an Menschlichkeit in der Medizin erleben können, sind aber auch in vollkommen analoger Weise in anderen freien Berufen zu beobachten. Nur werden sie dort weniger kommentiert, weil das Berufsbild die Menschlichkeit nicht vorsieht. Vor vielleicht 10 Jahren suchte ich einen Rechtsanwalt und Notar auf, um mich über eine Testamentserrichtung beraten zu lassen. Im Verlauf der Unterredung, in der er begreiflicherweise alle möglichen Einzelheiten wissen wollte, merkte ich mit steigendem Unbehagen, daß gleich hinter meinem Rücken die Schiebetür zum Sekretariat einen großen Spalt weit offen geblieben war. Mich störte nicht so sehr das Klappern der Schreibmaschine und das Horchen der Sekretärin, sondern die Anwesenheit von zwei oder drei Klienten, die dort, drei Meter von meinem Rücken entfernt, saßen und warteten. Ich stand auf und wollte die Tür ganz zuschieben. Da merkte ich, daß sie steckt und wohl seit vielen Jahren nie mehr ganz geschlossen worden war, weil man auf die erforderliche Reparatur verzichten zu können glaubte. Nun: Ich machte die Sache kurz, und der Notar sah mich nie wieder. Ob er begriffen hat, was mich verscheuchte?

Dank der elektronischen Massenmedien, insbesondere durch das Fernsehen, sind mittlerweile Generationen herangewachsen, die hinsichtlich der Häufigkeit und Intensität menschlicher Zuwendung sehr verwöhnt sind. Ich meine buchstäblich persönliche direkte Zuwendung – auch wenn diese im Grunde eine Täuschung darstellt! Jedem unserer Zeitgenossen haben Päpste, Bischöfe, Bundeskanzler, Präsidenten und die Stars aller Künste oft, lange und intensiv in die Augen geblickt. Kein Mensch, der in der ersten Hälfte unseres Jahrhunderts geprägt worden war, hatte vergleichbare Eindrücke.

Vermutlich wird das Scheinbare an dieser *„persönlichen"* Zuwendung von Mensch zu Mensch, das Fiktive daran, nicht allen ausreichend bewußt. Sie fühlen sich von gleich zu gleich angesprochen. Und das ist ja auch beabsichtigt. Zumindest im Unterbewußtsein bringen aber deshalb heute manche Menschen auch bei tatsächlichen Begegnungen dem Mitmenschen eine selbstverständliche Erwartung entgegen, tragen sie naiv fordernd heran: er möge ihnen – hier und jetzt – so tief und lange in die Augen schauen, sich so hingebungsvoll deutlich ausdrücken, wie sie es täglich von den Großen der Welt am Bildschirm in den eigenen vier Wänden erleben. Zumal diese Großen, vor allem wenn sie Politiker sind, nichts lieber im Munde führen als das für ihre Tätigkeit irreführenderweise gebrauchte Wort *„Dialog"*.

Jeder Arzt, jede Krankenschwester, jede Sprechstundenhilfe soll so gekonnt und innig pure Menschlichkeit abstrahlen wie man es von Fernsehbegegnungen gewohnt ist, wenn irgendwelche Persönlichkeiten ihr bestes geben, um einige Millionen Zuschauer emotional für sich einzunehmen. Das ist unrealistisch, auch wenn in den Heilberufen heute sicherlich Menschen tätig sind, die sehr viel Menschlichkeit in jeder Situation ausstrahlen können.

Die Leistungserbringer in den Heilberufen stehen aber nicht nur einer unrealistischen Erwartung hinsichtlich ihrer menschlichen Ausstrahlungsfähigkeit gegenüber, sondern zugleich auch einer jungen Bevölkerung, die im Unterschied zu früheren Generationen es als ihr Recht betrachtet, sich in einer Ausschließlichkeit mit sich selbst zu beschäftigen wie kaum eine junge Generation zuvor. Ein amerikanischer Autor spricht von der narzißtischen Generation *(Christopher Lasch, Das Zeitalter des Narzißmus, 1980)*.

Die in den Heilberufen Tätigen müssen also mit Patienten rechnen, die nicht nur, wie Narziß, viel zu viel Zeit hatten, sich über ihr Spiegelbild im Teich zu beugen, sondern denen – dank des Fernsehens – das zweifelhafte Glück zuteil geworden ist, am Bildschirm von kleinauf zu erleben, daß nicht nur Eltern, Geschwister, Tanten und Großeltern sich ihnen und nur ihnen zuwenden, sondern scheinbar unzählige Personen und Persönlichkeiten aus Gegenwart und Geschichte. Wer vor dem Bildschirm aufgewachsen ist, glaubt vielleicht im Unterbewußten, die Welt könne nur aus zuwendungsbeflissenen Gesichtern bestehen?

Die Psychologisierung des Alltags und der Rückgang an Menschlichkeit in der Medizin

Auf der Suche nach der verschwundenen Menschlichkeit in der Medizin muß man auch der Frage nachgehen, wieso der Verlust an Menschlichkeit in den Heilberufen ausgerechnet zu einem Zeitpunkt festgestellt wird, zu dem jeder Patient fast nur noch auf Ärzte und Pflegepersonal, auf Sprechstundenhilfen stößt, die bereits von kleinauf in einer Epoche aufgewachsen sind und ausgebildet wurden, in der zum erstenmal in der Geschichte ein Übermaß an Psychologie und Soziologie auf allen Ebenen verbreitet und popularisiert worden ist.

Das gesamte Personal in den Heilberufen, das jetzt noch nicht älter ist als etwa 25 Jahre, hat obendrein bereits im größten Teil seiner Schulzeit, viele Fächer übergreifend, psychologische, soziologische und verhaltenswissenschaftliche Gesichtspunkte, Begriffe und Thesen eingetrichtert bekommen. Und jeder heute in den Heilberufen tätige Mensch, welchen Alters auch immer, hat spätestens seit der Mitte unseres Jahrhunderts, also seit 30 Jahren, eine Lawine psychologischer Erkenntnisse und Hypothesen über

204

sich ergehen lassen müssen. Anders ausgedrückt: Kein Arzt, keine Krankenschwester, die ihren Beruf irgendwann zwischen 1850 und 1950 ausgeübt haben, hatte eine ähnliche Berührung mit Psychologie und Soziologie.

Während der letzten 30 Jahre wurden mehr Menschen in mehr Berufen und Ausbildungswegen gezwungen, fast täglich in wissenschaftlichen oder populärwissenschaftlichen Kategorien über Seelisches und Soziales nachzudenken als jemals zuvor. Und ausgerechnet diese Generationen sind es nun oder sollen es angeblich sein, denen die Menschlichkeit in der Medizin abhanden gekommen ist? Ist das nicht außerordentlich merkwürdig? Ist diese Menschlichkeit im zwischenmenschlichen Bereich, vielleicht weniger von der Lawine der Naturwissenschaften in der Medizin ausgelaugt worden, sondern von der Lawine progressivistischer Psychologisierung und Soziologisierung?

Die Ablösung der traditionellen, konstruktiven und ganzheitlichen Bildungsinhalte im Schulunterricht seit Ende der 60er Jahre durch eine überwiegend, nach egoistischen Gesichtspunkten, aggressive analysierende Psychologie und Soziologie hat eben vielfach nicht, wie man glaubte oder vorgab, zu einer sozialen Sensibilisierung geführt, sondern zu einer Desensibilisierung im Mitmenschlichen. Das Menschlichseinkönnen muß im heranwachsenden Menschen in bezug auf Familienangehörige, Schulkameraden und Lehrer eingeübt werden. Was eine auf Drill von Konfliktrollen erpichte *„emanzipatorische"* Pädagogik mit Feindbildprägungen im Nahbereich in diesen Begegnungen verschüttet, kann nicht durch jahrelanges Bebrüten von in der Schule unlösbaren Problemen der Gastarbeiter und Entwicklungsländer ersetzt werden.

Wie unkalkulierbar das Mehr oder das Weniger an Menschlichkeit in der Medizin sein kann, zeigt sich auch in der Frage: wieviel Wahrheit für wen hinsichtlich Diagnose und Prognose? Mir wurde das vor ungefähr zwanzig Jahren einmal völlig überraschend vor Augen gebracht, als ich in einer Vorlesung in den Vereinigten Staaten Anlaß hatte, am Rande etwas über die Natur und den Verlauf der Multiplen Sklerose zu sagen. Das eigentliche Thema meiner Vorlesung waren die Methoden des totalitären Staates, und ich schilderte, wie das nationalsozialistische System mit Hilfe des Arztfilms *„Ich klage an"* (1941) testen wollte, ob die deutsche Bevölkerung auf ein öffentlich verkündetes Programm der Euthanasie positiv reagieren würde. Bekanntlich ging der Test negativ aus. In jenem Film spielte Heidemarie Hatheyer die Rolle der Arztgattin, die von der Multiplen Sklerose befallen wird und von ihrem Mann Sterbehilfe erhält. Ich ging etwas ausführlicher auf das Wesen der Multiplen Sklerose ein und ahnte nicht, daß damit für einen Hörer etwas Entscheidendes geschehen war. Am Ende des Semesters erhielt ich von einer Hörerin einen Brief, in dem sie mir in ergreifender Weise zutiefst dankte, weil ich sie in jener Vorlesung über die Multiple Sklerose aufgeklärt hatte.

Die Mutter jener Studentin litt daran, aber die heranwachsende Tochter kannte nur den Namen der Krankheit, über ihr Wesen schwieg man zu dem Mädchen. Je unfähiger die Mutter nun wurde, ihren Pflichten im Haushalt nachzukommen, je mehr davon auf die Tochter fiel, desto größer wurde bei dieser – wie sie mir in ihrem Brief schilderte – der Haß auf die Mutter, weil sie glaubte, diese entzöge sich aus Bequemlichkeit, aus Faulheit, als Hypochonder ihren häuslichen Pflichten. Die Tochter empfand aber die wachsende Abneigung gegen ihre Mutter auch als Qual. Nachdem sie zufällig in meiner Vorlesung das volle Krankheitsbild, die Tragik der Multiplen Sklerose erfahren hatte, verwandelte sich das Verhältnis zu ihrer Mutter vollkommen zum Guten. Die Tochter war fähig zu Mitleid, Liebe und Hilfe. Dafür dankte sie mir.

Hätte ich aber auch nur die geringste Ahnung gehabt, daß sich unter meinen Hörern jemand befindet, in dessen engster Familie jemand an dieser Krankheit leidet, so wäre mit Sicherheit die Information über ihr Wesen und wohl auch die Erwähnung des Films aus dem Jahr 1941 unterblieben. Ich hätte das der Menschlichkeit halber getan und doch damit, ohne es zu wissen, jener Hörerin gerade das vorenthalten, was sie brauchte, um ihrer kranken Mutter wieder Menschlichkeit entgegenzubringen.

Zum Schluß noch ein ganz anderer Gesichtspunkt: wie menschenfreundlich es in einem Lebensbereich im allgemeinen zugehen wird, kann auch von der Zahl der Personen abhängen, die darin gleichzeitig in Erscheinung treten. Bei chemischen und biologischen Prozessen ist bekannt, daß erhebliche Veränderungen ihrer Größenordnung, Folgen auch für das Qualitative haben können. Ähnliche Erscheinungen gibt es auch bei sozialen Prozessen. Allerdings neigt man bei ihnen dazu, im Hinblick auf manche Probleme die Bedeutung quantitativer Veränderungen für eine Bevölkerung zu überschätzen, im Hinblick auf andere Probleme hingegen zu unterschätzen. Man muß sich das jeweilige Problem sehr sorgfältig ansehen.

Ein Beispiel für die Überschätzung: Vor 20 Jahren pflegten die Sozialgerontologen in Nordamerika aus der bloßen Tatsache, daß sich der Bevölkerungsanteil der über 65jährigen gegenüber ca. 1890 verdoppeln und schließlich fast verdreifachen wird, alle möglichen schlimmen Folgen abzuleiten – die aber nicht eingetreten sind. Und es ist auch leicht zu sehen, weshalb nicht.

Für das Verhältnis der Kinder und anderer Familienmitglieder zu den eigenen Eltern bzw. Großeltern spielt es keine Rolle, ob es gleichzeitig in der Bevölkerung nur 4 % oder 12 % Personen gibt, die im Alter über 60 oder 65 sind. Ob sich in einer bestimmten Familie die Generationen miteinander vertragen oder verfeinden, hat sehr wenig damit zu tun, wie viele solcher einzelner Kleingruppen insgesamt in einem Land vorhanden sind. Jede einzelne Person in einer Familie hat es in der Regel mit maximal zwei Eltern und vier Großeltern zu tun. Die größere Gesamtmenge von über 65jährigen in einer Bevölkerung nimmt der Qualität dieser Beziehung nichts weg und fügt ihr auch nichts hinzu. Eine andere Frage ist es natürlich, was die Medien aus einer solchen Verschiebung im Altersaufbau einer Bevölkerung machen. Die unnötige und unsachgemäße Dramatisierung der Probleme, die sich vermeintlich aus der Zunahme des Prozentsatzes der über 65jährigen ergeben, kann über das Fernsehen und andere Medien auf die Einstellungen der Familienmitglieder einen gewissen Einfluß ausüben. Sofern es sich aber um die „Menschlichkeit" für ältere Menschen innerhalb der jeweiligen Familie handelt, ist nicht einzusehen, weshalb die Gesamtzahl der älteren Menschen in einer Bevölkerung von besonderer Bedeutung sein soll.

Anders liegen die Dinge jedoch bei der Inanspruchnahme des medizinischen Leistungssystems einer Bevölkerung. Der zur Zeit beklagte Rückgang an Menschlichkeit könnte bereits eine Folge des Umstandes sein, daß heute ein weitaus größerer Prozentsatz der Bevölkerung rund um die Uhr weitaus zahlreichere verschiedene Leistungen in Anspruch nimmt als es vor 30, vor 50 oder 80 Jahren der Fall gewesen ist. Es spielt eine Rolle, ob 10, 20 oder

85% einer Bevölkerung durch ein Naturalleistungssystem versichert sind, ganz abgesehen von der Tatsache, daß heute überhaupt viel mehr Medizinisches getan und gemacht werden kann als früher.

Das überstrapazierte Recht eines jeden, einen maximalen Gebrauch vom ärztlichen Leistungssystem zu machen, vervielfacht die Zahl der Kontakte und Abwicklungsvorgänge – ohne daß wir realistisch erwarten können, daß aus einer gegebenen Bevölkerung heute eine dieser Nachfragesteigerung entsprechende Vermehrung derjenigen Personen möglich ist, die geborene ideale Krankenbetreuer sind oder sein wollen.

Man kann sich das mit einer Analogie veranschaulichen: Niemand wundert sich, wenn heute im Tourismus, im Hotel- und Gaststättenbereich, auf den Flughäfen, in den Verkehrsmitteln bei weitem nicht mehr regelmäßig soviel Menschlichkeit für den Reisenden voraussetzbar ist wie es für eine viel kleinere Zahl von Touristen und Gästen um 1950, 1925 oder 1900 vielleicht der Fall gewesen war.

Man braucht heute doch nur die ständigen Mängelrügen, die Klagen zu lesen, die in den Reisebeilagen der Tages- und Wochenzeitungen erscheinen, um zu sehen, daß eine Industrie, die jährlich viele hundert Millionen Personen über den Erdball hin- und herbewegt, nicht das Maß an Rücksichtnahme auf den einzelnen garantieren kann, wie es diese Industrie vermochte, als nur 5 oder 10% der heutigen Zahl von Touristen unterwegs waren.

Wenn es heute, verglichen etwa mit 1880, in der westlichen Welt für weitaus mehr Bürger begrüßenswerterweise praktisch schon Chancengleichheit gibt, auf Anhieb jeden Punkt der Erde zu besichtigen und – zu Hause wenigstens – auf Anhieb jede Art von diagnostischer und therapeutischer Maßnahme kennenzulernen, dann erfordert dies eben auch Angebotssysteme von einer Größe und einem Rationalisierungsgrad, die Vertrautheits- und Geborgenheitserlebnisse relativ selten machen.

Schließlich können über eine Million Studenten im Jahr 1983 auch nicht mehr das alte Universitätsgefühl samt gemütlichen Buden bei netten Ersatzmüttern erwarten, das 1960 für 225000 Studenten vielleicht noch möglich war. Gleichheit hat immer ihren Preis – auch wenn die Politiker ihn gerne verschweigen.

208